总主编简介

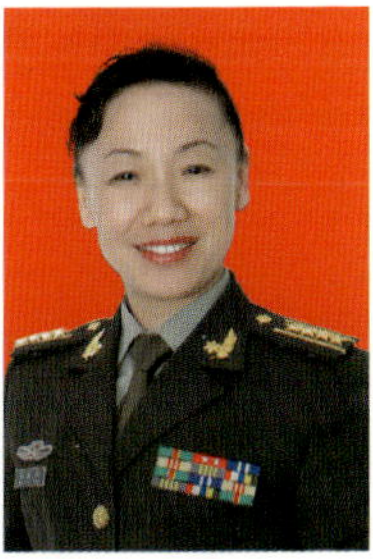

马继红　女，硕士学位，主任护师。

1989年在中国人民解放军白求恩和平医院创建了北京军区第一个ICU，为首任护士长。历任医院质量考核办公室主任、医务部副主任、护理部主任、医院教学办主任等职。曾被军队授予大校军衔，现为专业技术4级，文职2级。同时，先后担任全军护理专业委员会委员、原北京军区护理专业委员会副主任委员、河北省急重症护理专业委员会主任委员、原北京军区卫生系列高职考评委委员、解放军卫生专业专家库成员。

从业40余年来，在重症监护、护理管理和医院教学管理岗位上不断探讨研究，100余篇论文被《中华医院管理杂志》《中华护理杂志》《解放军护理杂志》《解放军医院管理杂志》等国家核心杂志刊登录用。主研的课题获军队科技进步奖和医疗成果二等奖2项、三等奖15项；主编专著19部，参与著书10部。四次荣立三等功、一次荣立二等功；被原北京军区授予“青年岗位成才标兵”“优秀护士”“三八先进个人”“巾帼建功优秀女军人”等称号；还被原总后勤部授予“全军模范护士”称号。

◉ 总主编　马继红

护理一本通丛书

临床护理技术指导流程一本通

主编　王　哲　孙　莉

第2版

中国健康传媒集团
中国医药科技出版社

内容提要

本书主要针对临床护理人员在工作中操作技术规范需求而编写。全书共13章，分别从急重症护理、内科护理、外科护理、专科护理等技术操作中，精选出最常用的、风险较高的护理技术，分别从技术简介、操作准备、工作流程、注意事项四个方面进行阐述，同时还对各个专科仪器操作的流程进行系统规范。以指导流程形式介绍临床常用技术操作的要点，可操作性强，是提高临床护理人员操作水平的一本非常实用的工具书。

图书在版编目（CIP）数据

临床护理技术指导流程一本通／王哲，孙莉主编．—2版．—北京：中国医药科技出版社，2022.7

（护理一本通丛书）

ISBN 978－7－5214－3162－9

Ⅰ．①临…　Ⅱ．①王…②孙…　Ⅲ．①护理－技术操作规程　Ⅳ．①R472－65

中国版本图书馆CIP数据核字（2022）第068667号

美术编辑　陈君杞
版式设计　南博文化

出版　**中国健康传媒集团**｜中国医药科技出版社
地址　北京市海淀区文慧园北路甲22号
邮编　100082
电话　发行：010－62227427　邮购：010－62236938
网址　www.cmstp.com
规格　787×1092mm $^{1}/_{32}$
印张　12 $^{1}/_{4}$
字数　214千字
初版　2017年7月第1版
版次　2022年7月第2版
印次　2022年7月第1次印刷
印刷　三河市万龙印装有限公司
经销　全国各地新华书店
书号　ISBN 978－7－5214－3162－9
定价　39.00元

获取新书信息、投稿、为图书纠错，请扫码联系我们。

编委会

前言

QIAN YAN

随着现代医学科技的进步与发展，医疗高新技术在临床得到广泛应用，护理工作的内涵也不断丰富和延伸，护理新理论、新技术、新业务的不断更新，对临床护理工作提出更高要求和挑战。为了帮助广大临床护理人员掌握现代临床护理理论与技术知识，满足广大患者对护理工作日益提高的需求，我们组织临床一线医护药技专家重新修订完善了“护理一本通丛书”。

本丛书主要以广大护理人员在临床基本理论、基本技能、基本操作、专病护理、急危重症护理、现代护理操作技术和护理管理科研中常见问题为出发点，以提高护理综合技术水平和实际工作能力为目标，以高新突发新型疑难重症传染病及流行病为更新点，精选研究出临床一线工作中亟需掌握的重点基础、薄弱部位、关键环节、前沿知识、制度规定等问题，并以指导流程和问答的形式进行系统规范。本丛书共 6 个分册，即《护士长管理一本通》《急危重症监护一本通》《护理科研与论文写作一本通》《临床疾病护理指导流程一本通》《临床护理技术指导流程一本通》《临床护理技术考试一本通》。本套丛书收集了近年国内外权威医疗护理专著及最新法律法规知识，内容丰富、涉及面广，简明扼要，针对性强，是一套非常实用的工具书。

本丛书在编写过程中得到许多前辈以及医疗、药学、医技等医务界同行们的支持和帮助，还得到了参加海外维和任务的医护人员给予的丰富的流行病、传染病处理方面的经验，在此表示衷心的感谢！

由于我们学识与经验有限，难免会有疏漏和不足之处，恳请广大读者批评指正。

编　者

2022 年 5 月

目录

MULU

第一章　院前急救技术操作指导流程

一、院前急救程序

【技术简介】

院前救护又称为现场急救，是指急危重症病人进入医院前的急救护理。救治原则为先救命后治病、先重伤后轻伤、先排险后施救，以对症治疗和维持生命为主。目的是保存生命，减少伤残。

【操作准备】

1. 环境准备　抢救室各项仪器、物品按照规定要求准备到位。

2. 用物准备

（1）器械　简易呼吸器、人工呼吸机、吸痰器、除颤仪、心电监护仪、血压计、环甲膜穿刺包、氧气瓶（袋）、血糖仪、担架、输液加压器、止血带等。

（2）物品　听诊器、体温表、深静脉穿刺包、胸穿包、导尿包、夹板（各型号）、三角巾、颈托、气管插管包、出诊箱（根据接诊通知准备出诊箱，如外科、内科、专科）、无菌敷料包、吸痰管、注射器（各型号）、各式的针头、输液管、砂轮、胶布、止血带、消毒用物、电源线、剪刀、记录单等。

（3）药品　盐酸肾上腺素、异丙肾上腺素、去甲肾上腺素、多巴胺、间羟胺、洛贝林、尼可刹米、毛花苷丙、呋塞米、氨茶碱、地塞米松、硝酸甘油、阿托品、罗通定、甲氧氯普胺、山莨菪碱、苯巴比妥、苯海拉明、葡萄糖酸钙、异丙嗪、利多卡因等。

（4）液体　5%葡萄糖盐溶液、5%葡萄糖溶液、0.9%氯化钠溶液、乳酸钠林格液、20%甘露醇、5%碳酸氢钠、血浆代用品等。

3. 护士准备　通知相关人员，清点备齐出诊用物，做好出车准备。

【操作流程】

1. 接听出诊通知　接到出诊通知，询问并记录病人发病情况、数量、出诊地点、联系方法，准备出诊用物，通知车队及专科医师3分钟内出车。

2. 联系呼救者　出诊途中联系呼救者，告知医护人员正以最快速度前往，同时指导其进行简单有效的自救互救，如指导急性哮喘发作病人取端坐卧位以改善呼吸。

3. 现场救治

（1）评估环境　排除现场危险因素，迅速将病人转移至安全地域。如救治触电病人应先切断电源。

（2）评估病人　迅速对病人进行病情评估，立即处理威胁病人生命的伤情和症状。①判断气道是否开放及意识状态。②测量生命体征、血氧饱和度。

（3）现场处置 ①对于心跳呼吸骤停者应立即进行 CPR、除颤等急救措施。②建立有效静脉通道、吸氧。③协助病人取合理体位。④对于各种外伤，有针对性地采取包扎止血、包扎、固定等措施。⑤对于肢体离断伤，有条件时应清洗断肢后用无菌纱布或干净包布湿润包裹放入密封袋内，置入冰块盒以最快的速度送达医院，以供再植。⑥对于批量病人的现场急救应迅速检伤，分类处理。

（4）转运 现场初步处置后，尽快将伤病员转至有抢救能力的医院进行进一步救治。

（5）医院交接 与接诊医护人员交接病人救治过程、处置情况、病情变化。填写现场抢救记录单，与接诊医护人员交接并双方确认签字。

（6）整理 整理出诊物品，按规定进行清洁、消毒、灭菌，及时补充备用。填写并完善各种记录，整理归档。

【注意事项】

（1）搬运病人时，应防止搬运不当造成新的损伤，注意使病人头在前、脚在后。

（2）通知接诊医院做好接诊准备。

（3）转运过程中严密观察病人生命体征及病情变化，保持呼吸道及静脉通道通畅。

（4）批量病人转运时，按伤情分类标识依次转运。①红色：病情危重，立即转运。②黄色：病情重，尽快转运。③绿色：病情一般，暂缓转运。④黑色：死亡，不必转运。

二、成人心肺复苏术

【技术简介】

心肺复苏术是针对呼吸和循环骤停采取的抢救措施，即以人工呼吸暂时代替病人的自主呼吸；以心脏按压形成暂时的人工循环，并诱发病人心脏的自主搏动。目的是使心跳、呼吸骤停的病人尽快恢复自主循环或自主呼吸，或延长机体耐受临床死亡的时间，为进一步生命支持创造条件。适应于心跳、呼吸骤停者。

【操作准备】

1. 环境准备　院外急救时，首先评估确认现场安全。

2. 物品准备　一次性CPR屏障消毒面膜、口咽气道、复苏气囊面罩、除颤器、背板、便携式吸引器、血压计、输液装置、复苏药物等。

3. 护士准备　熟练掌握心肺复苏技术，准备病人卧硬板床或背后垫平整的硬板，或直接卧于地板上。向家属简要解释病情及可能的预后。

4. 禁忌证　胸廓严重畸形、胸外伤引起的张力性气胸、多发性肋骨骨折、心脏压塞、胸主动脉瘤破裂需要立即进行体外循环者、已行开胸手术者。

【操作流程】

1. 判断与呼救　通过轻拍病人肩部、大声呼喊，判断病人的意识状态；判断颈动脉搏动，在10秒内未触摸到颈动脉搏动；同时快速检查呼吸，如果没有或不能正常呼吸（即无呼吸或仅仅是喘息），即立即呼救，启动急救系统。

2. 摆放体位　立即将病人翻转为心肺复苏体位，即仰卧姿势，使其卧于一个平坦坚硬的平面上。

3. 胸外心脏按压　双手掌根部重叠置于胸骨中、下1/3交界处或胸部正中两乳头连线处，十指相扣翘起不接触胸壁，双肘关节伸直，借身体重力有节律地垂直向下按压，按压幅度使胸骨下陷5～6cm，然后迅速放松手掌，使胸廓自然复原。按压频率100～120次/分，按压与放松时间比为1∶1，连续按压30次。

4. 开放气道　观察口腔内有无分泌物或异物，必要时清理，戴义齿者应协助取下。采用仰头提颏法开放气道。

（1）仰头提颏法　将一手的小鱼际置于病人前额部，另一手示指、中指置于病人下颏骨骨性部分，将颏部向上抬使头部后仰，使下颌角和耳垂的连线与地面垂直。注意手指不要压向颏下软组织深处，以免阻塞气道。

（2）托颌法　一般用于怀疑有头、颈部损伤的病人。抢救者将双肘部支撑在病人所处的平面上，双手放于病人头部两侧，以示指、中指和无名指置于病人下颌角后方，向上抬起下颌。如果需要进行人工呼吸，则将下颌持续上托，用拇指把口唇分开，用面颊贴紧病人的鼻孔进行口对口呼吸。对于非专业人员，即便病人有头、颈部损伤，也不主张使用托颌法。因为该法开放气道较为困难，而且只要是开放气道的方法均可能造成受伤的颈部移动，使用托颌法并不比仰头提颏法更为安全。

5. 口对口人工呼吸 救护者一手拇指和示指捏紧病人鼻孔，一手向上提颏开放气道，将口部完全包住病人的口部进行吹气，吹气时胸廓有隆起，吹气毕松开捏紧鼻孔的手，让病人被动呼出气体。连续有效吹气2次，每次通气量500～600ml，频率10～12次/分，每次吹气时间不少于1秒。如使用高级气道通气（气管内导管、食管气管联合导管及喉罩），通气时不中止按压通气频率8～10次/分，与胸外按压不同步。

6. 实施5个循环周期CPR 以按压通气之比30∶2连续进行5个循环周期（约2分钟），可通过检查呼吸（眼看、耳听、面感），触摸颈动脉搏动判断复苏是否有效。复苏有效，给予复原体位，保持呼吸道通畅，进一步生命支持。若仍无循环体征，立即重新进行CPR。

7. 判断心肺复苏有效的指征

（1）可触及大动脉的搏动，收缩压在8kPa

（60mmHg）以上。

（2）面色、口唇、甲床等色泽转为红润。

（3）散大的瞳孔出现缩小。

（4）吹气时可听到肺泡呼吸音或有自主呼吸。

（5）意识逐渐恢复，昏迷变浅，出现反射或挣扎。

（6）能闻及心音或心律转为窦性。

【注意事项】

（1）主张非专业人员对于所有病人均使用仰头提颏法开放气道。

（2）按压中避免位置偏移胸骨而引起肋骨骨折；双手掌根部重叠置于按压部位，双肘关节伸直，双肩部位于双手臂的正上方；保证每次按压后胸廓回弹，放松时手掌根部不得离开胸壁；尽可能减少按压的中断，需要更换操作者时，动作应尽量迅速，尽可能将中断时间控制在 10 秒以内。

三、婴幼儿心肺复苏术

【技术简介】

婴幼儿心肺复苏术是针对婴儿和儿童的心跳、呼吸骤停所采取的一组急救措施。在心肺复苏中，1 岁以内的小儿称为婴儿，1～8 岁被界定为儿童。8 岁以上的儿童则采用与成人相同的心肺复苏法。婴儿和儿童心脏病较少见，该年龄段的心搏骤停主要由于呼吸的原因而导致心肌缺乏氧供所致，如因被子、枕头所造成的窒息，吞下玩具、弹珠而造成梗死或溺水、火灾、中毒等，这些都可能造成婴幼儿的呼吸心跳停止，甚至死亡。该技术目的是开放气道、重建呼吸和循环，保证心、脑等重要脏器的血液灌流及氧供应，适应于婴幼儿心跳、呼吸骤停。

【操作准备】

1. 物品准备 口咽气道、复苏气囊面罩、便携式吸引器、血压计、除颤器、喉镜、气管导管、背板、静脉导管、复苏药物、输液装置等。

2. 环境准备 院外急救时，首先确认现场的安全，如急救场所附近是否有燃烧中的建筑物、是否靠近电线等。

3. 人员准备 掌握小儿急救技术的医护人员。

4. 家长准备 向家长简要解释病情及可能的预后。

【操作流程】

1. 判断与呼救 通过轻拍和对大声说话的反应判断评估病儿的意识和反应水平。对言语无反应的病儿，可以用手拍击其足跟部或捏掐合谷穴，观察其反应。在观察反应的同时快速检查呼吸，如果没有或不能正常呼吸（即无呼吸或仅仅是喘息），即立即呼救，启动急救系统。

操作中要注意勿移动或摇动有头部或颈部创伤的病儿，以免加重伤情。若病儿无反应，立即将其整体翻转为仰卧姿势，并使其卧于一个平坦坚硬的平面上。院外急救时，确认病儿及施救者均处在安全位置。

2. 检查脉搏　通过检查动脉搏动来评估病儿的循环征象，如果心脏收缩无效或消失，在中央动脉处不能触到搏动。检查脉搏时，大于1岁的病儿，宜触摸颈动脉，小于1岁的婴儿因颈部短而胖，宜触摸肱动脉。检查脉搏不超过10秒。

3. 胸外心脏按压　采用胸外心脏按压法，利用胸内压力的改变或直接的心脏按压来提供循环支持。

（1）方法　对新生儿或小婴儿可用双指法或拇指法；对儿童的胸外心脏按压，采用单手按压法，将一只手掌的掌根部放置在病儿胸骨的下半部，确认没有压迫在或接近剑突处，抬高手指以避免压迫到病儿的肋骨。

（2）频率　至少100次/分。

（3）按压通气　单人复苏30∶2，双人复苏15∶2。

（4）按压深度　按压深度至少为胸廓前后径的1/3（婴儿4cm，儿童5cm），每次按压与放松比例为1∶1。

4. 开放气道　采用仰头提颏法，使气道开放，方法同本章“二、成人心肺复苏术”。

5. 人工呼吸　确认病儿无自主呼吸后，应立即给予人工呼吸。

（1）口对口鼻　若为1岁以下的婴儿，将嘴覆盖在婴儿的口及鼻上形成一个密闭状态。

（2）口对鼻　施救者的口腔较小无法覆盖病儿的鼻及口腔时给予口对鼻人工呼吸，方法见本章“二、成人心肺复苏术”。

（3）口对口　用于大婴儿或儿童，方法同本章“二、成人心肺复苏术”。儿童10～20次/分，婴儿可稍加快。人工呼吸有效的标志：能见到胸廓起伏。

6. 5个循环周期CPR　以按压通气比单人30∶2、双人15∶2的比例连续进行5个循环周期（约2分钟），然后判断复苏是否有效。复苏有效，给予复原体位，保持呼吸道通畅，进一步生命支持。若仍无循环体征，立即重新进行CPR。

7. 判断心肺复苏有效的指征　同本章“二、成人心肺复苏术”。

【注意事项】

注意气道有异物或呕吐物时，应先进行清理。疑似有头部或颈部外伤时，使用托颌法打开呼吸道。

四、新生儿复苏术

【技术简介】

新生儿复苏术是针对新生儿窒息及其他原因导致的新生儿呼吸心搏骤停所采取的急救措施。新生儿窒息是指胎儿娩出后1分钟，仅有心跳而无呼吸或未建立规律呼吸的缺氧状态，是导致新生儿死亡、脑瘫和智力障碍的主要原因之一。该技术目的是建立规律呼吸、确保肺泡通气，恢复心脏的正常搏动，保证重要器官的血液灌注，降低新生儿死亡率及预防远期后遗症。

【操作准备】

1. 新生儿窒息的预测评估　虽然分娩存在很多不可预测的因素，但许多情况下，新生儿窒息是可以预见的。产前、产时对是否需要进行新生儿复苏进行评估，可在急救时做到有的放矢、忙而不乱。以下情况为发生新生儿窒息的高危因素。

（1）产前因素　母亲年龄大于35岁或小于16岁、母亲患糖尿病、慢性高血压、妊娠高血压综合征、贫血或Rh血型不合，有死胎或死产史，妊娠中后期出血、羊水过少或过多、胎膜早破、过期妊娠、多胎妊娠、胎儿大小与孕龄不符、药物（毒品）滥用、未进行产前检查者。

（2）产时因素　滞产、急产、早产、胎位异常、产程延长、强直性宫缩、胎儿宫内窘迫、脐带脱垂、前置胎盘、胎盘早剥、4小时内用过镇静剂、全身麻醉、急诊剖宫产等。

（3）复苏评估　Apgar评分是判断新生儿窒息严重程度的主要指标，包括心率、呼吸、肌张力、反射、皮肤颜色五项。每项总分为2分，五项总分8~10分为正常，4~7分为轻度窒息，0~3分为重度窒息。新生儿出生后应在数秒内快速评估以下4

项指标：①羊水是否清亮？②是否有哭声或呼吸？③肌张力是否好？④肤色是否红润？若以上任何一项为“否”，即应开始初步复苏。

2. 人员准备 每例分娩都应有1名受过复苏训练的医护人员在场。复苏重度窒息的病儿需要成立复苏小组，包括儿科和产科医师、助产士和护士，能够互相配合高效有序地进行复苏工作。

3. 器械准备 辐射抢救台、吸引器、吸痰管、胃管、新生儿复苏气囊、面罩、喉镜、气管套管、给氧设备、听诊器、注射器等。

4. 药物准备 1∶10 000肾上腺素、纳洛酮、5%碳酸氢钠、10%葡萄糖溶液、0.9%氯化钠溶液等。

5. 与家长沟通 简要解释病情及可能出现的预后，取得家长的理解和支持。预计需转至他院新生儿重症监护室继续监护治疗时，应备好转运车，车内备保温箱、给氧装置等。

【操作流程】

1. 初步复苏

（1）立即将新生儿置于保暖台 将新生儿放置于辐射抢救台或其他方法预热的保暖台上处理，以减少体热丧失。

（2）在防止热量散失的同时也应避免温度过高，否则可能引发呼吸抑制。

（3）体位 使新生儿头部处于轻度伸仰位（鼻吸气位）。肩部以布类垫高2～3cm，颈部伸展过度或不足，都会阻碍气体进入。

（4）吸引　用吸球或吸管吸净口咽、鼻部黏液。先吸引口腔，再吸引鼻腔；每次吸引时间不超过10秒；吸引负压不超过10mmHg。

（5）擦干全身　用温热干毛巾快速擦干头部及全身，减少散热。先吸引后擦干，吸引造成刺激可能引发新生儿咳嗽而将口腔黏液误吸入呼吸道。

（6）触觉刺激　经上述处理后若仍无呼吸，可用手拍打或手指弹新生儿足底或摩擦新生儿背部2次以诱发自主呼吸。触觉刺激不超过2次，若仍无效则需进行正压人工呼吸，继续给予触觉刺激是浪费时间。

2. 气囊面罩正压人工呼吸

（1）指征

①呼吸暂停或抽泣样呼吸。

②心率<100次/分。

③持续的中心性发绀。

④通气频率：40～60次/分（胸外按压时为30次/分）。

⑤通气有效的表现：心率增快、肤色转红、自主呼吸恢复或增慢、肌张力增强。

⑥氧浓度：气囊面罩正压人工通气时应使用100%氧气以快速恢复缺氧症状，在无氧源时，可用空气氧进行正压通气。如果用低于100%浓度的氧复苏时，在90秒内仍无改善应提高氧浓度至100%。

（2）操作要求　持续气囊面罩人工呼吸大于

2分钟可产生胃充盈，应常规插入胃管，用注射器抽气或在空气中敞开胃管端口以缓解胃胀气。正压通气30秒后，如心率仍然低于60次/分，应继续正压人工呼吸并开始胸外按压。

3. 胸外心脏按压

（1）指征　100%氧气充分正压人工呼吸30秒后心率仍小于60次/分，应在继续正压人工呼吸的同时行胸外按压。

（2）部位　胸骨体下1/3，即两乳头连线下方，剑突之上。

（3）方法

①拇指法：双手拇指端压胸骨，根据新生儿体型不同，双手拇指重叠或并列，双手环抱胸廓支撑背部。此法不易疲劳，能较好地控制压下深度并有较好的增强心脏收缩和冠状动脉灌流的效果。

②双指法：右手示指、中指两个手指尖放在胸骨上，左手支撑背部。其优点是不受病儿体型大小及操作者手大小的限制。

③按压深度：按压深度约为前后胸直径的1/3，按压时间稍短于放松时间，放松时手指不离开胸壁。

（4）操作要求　胸外按压与正压通气比例为3∶1；30秒后重新评估心率，如心率仍小于60次/分，除继续行胸外按压外，考虑使用肾上腺素等药物治疗。

【注意事项】

(1) 注意面罩的大小应正好封住口鼻，但不能盖住眼睛或超过下颌。

(2) 必须两人协同进行，一人负责胸外按压，一人负责正压通气。

五、体外除颤术

【技术简介】

体外除颤术也称为电复律术，是指在体表安放电极，通过电除颤释放的短暂高能量脉冲电流，间接作用于心脏来消除异位心律使之恢复窦性心律的方法。目的是通过电除颤，纠正、治疗心律失常，恢复窦性心律。

【操作准备】

1. 非同步电除颤　适用于各种原因引起的心脏骤停；心室颤动（房颤）、心室扑动（房扑）和心电－机械分离或心脏已丧失有效的机械性收缩功能；血液循环处于停顿状态的危急时刻。

2. 同步电复律　适用于室性心动过速（室速）、快速房颤、房扑、预激综合征并快速房颤、阵发性室上性心动过速者，尤其适用于伴心绞痛、心力衰竭、血压下降等血流动力学改变及药物治疗无效者。

3. 禁忌证　病史较长、反复发作而药物难以维持疗效的房颤；伴有高度或完全性房室传导阻滞的室上性心动过速，以及伴有病态窦房结综合征的异位性快速心律失常；洋地黄中毒所致的快速心律失常和低血钾者暂时禁用电复律。如果心律失常危及病人生命，则不存在任何禁忌证。

4. 评估 判断病人意识、呼吸、脉搏、异位心律类型。评估环境是否安全，现场是否有协助人员等。

5. 操作前准备

（1）环境准备 注意遮挡，避免暴露病人隐私和影响其他病人。

（2）物品准备 除颤器、导电糊、各种抢救和心肺复苏所需要的器械和药品。

（3）护士准备 呼叫协助人员。

（4）病人准备 呈仰卧位，去除病人胸前衣物及全身携带的金属物品，确保胸部清洁干爽，有义齿者取下。

【操作流程】

1. 非同步直流电复律术操作流程

（1）打开除颤器电源开关，安放监护电极。

（2）电极板板面涂导电糊。

（3）设置非同步除颤，并选择能量单相波除颤首次应给予360J，双向波除颤首次电击能量为150～200J，第二次为200～300J，第三次为360J。

（4）充电并安放电极板 电极板放置于右锁骨中线第二肋下方及心尖部。

（5）放电 停止心肺复苏，嘱所有人员暂不接触病人，将电极板紧贴病人皮肤，同时按下两个电极板上的放电按钮。

（6）除颤后立即行心肺复苏。

（7）记录观察心电图示波及病人神志、心律，测血压、呼吸，做好特护记录。

2. 同步电复律术操作流程

（1）吸氧　充分吸纯氧 5 ~ 15 分钟后用面罩吸氧。

（2）选择监护导联　选择以 R 波为主且较高大的导联作为监护导联，检查其同步性能。

（3）建立静脉通道　缓慢静脉滴注（ >5 分钟）地西泮 20mg 或咪达唑仑 3 ~ 5mg 作静脉麻醉，以使病人镇定，减少电复律给其带来的不适感。当病人处于朦胧状态，角膜反射、痛觉消失时，即可进行复律。

（4）将电极板板面涂导电糊。

（5）将除颤器设置为同步状态，充电能量为 25 ~ 100J。

（6）充电并安放电极板　两电极板分别置于胸骨右缘第二肋间及心尖部，或背部肩胛区及心尖区。

（7）放电并观察记录心电图　如无效，可重复电转复，每次能量可增加 20J。

（8）转复时要严密监测心率和心律、呼吸、神志等病情变化。

【注意事项】

（1）电极板放置位置应避开溃烂或伤部位及

内置式起搏器部位。

（2）尽量避免在高氧环境下使用。

（3）根据 AHA 心肺复苏指南（2020）对现场需要电除颤的病人，只给一次电击，而后立即进行 CPR。

（4）需在 CPR 过程中除颤者，应在病人呼气末时放电，以降低跨胸阻抗。

（5）抢救计时应以同一个钟表为准。

（6）病人术前禁食 8 小时，以免发生呕吐物误吸入呼吸道引起窒息。操作过程中任何人不得接触病人，氧气瓶不得接触病人。

第二章　基础急救技术操作指导流程

一、气道开放急救技术

【技术简介】

1. 气道开放术　气道开放术是运用手法或辅助器械解除气道阻塞，保持气道通畅的急救技术。目的是解除气道阻塞，保证氧气供给通道畅通。适应于因舌根后坠、呕吐物及血块等导致的气道阻塞。

2. 呼吸道异物梗阻哈姆立克急救术　于1974年由美国医师哈姆立克发明，是一种用双手给膈肌下软组织以突然向上的压力，压迫两肺下部，使肺内残留气体形成气流，向上冲击而将呼吸道异物排出的方法。目的是排出异物，解除呼吸道梗阻。主要适用于院前完全性气道梗阻无条件使用喉镜或纤维支气管镜者。肋骨骨折、腹部或胸腔内脏的破裂或撕裂禁用。

【操作准备】

1. 气道开放技术操作前准备

（1）评估病人气道阻塞原因、缺氧程度及有无脊柱损伤。病人出现烦躁不安，提示低氧血症；

病人出现淡漠迟钝，提示高碳酸血症；当听到气过水声或鼾声，提示咽部梗阻；听到嘶哑声或喘鸣声，提示喉部梗阻。

（2）操作准备

①环境准备：病人卧硬板床或背后垫硬木板，或直接卧地板上。

②物品准备：纱布、口咽管、鼻咽管、急救药品、简易呼吸气囊、给氧设备。

③护士准备：紧急呼救，戴手套，向家属简要解释病情及可能的预后。

④病人准备：解开病人衣领，将病人取仰卧位，头、颈、胸处于同一轴线，双肩略垫高。

2. 呼吸道异物梗阻哈姆立克急救法操作前准备

（1）判断异物阻塞征象　表现为不能说话、不能呼吸、不能咳嗽，病人会用一只手或双手抓住自己的喉咙。

（2）判断严重程度　①部分梗阻：如果病人可以咳嗽或说话，提示异物部分梗阻气道，应先鼓励病人自行咳出异物，不能咳出者立即送医院用纤维支气管镜取出。②全梗阻：如果病人表现为严重呼吸困难、不能咳嗽或说话，提示气道完全阻塞，有意识者立即进行快速腹部按压，无意识者立即行 CPR。

（3）其他　女性病人是否怀孕，怀孕者按压部位改为胸部。

【操作流程】

1. 气道开放技术操作流程

（1）清除病人口中异物和呕吐物，有活动义齿者应取下，用指套或指缠纱布清除口腔中的液体分泌物。清除固体异物时，一手按压下颌，另一手指将固体异物抠出。

（2）手法开放气道

①仰头举颏法：确定无颈椎损伤方可采用此法。病人平卧，救护者一手置于病人前额，手掌用力向后压，使其头部后仰，另一手置于病人的下颌骨下方，向前拗口起。此法解除舌后坠效果最佳。

②仰头抬颈法：确定无颈椎损伤方可采用此法。病人平卧，救护者一手抬起病人颈部，另一手置于病人前额，手掌用力向后压，使其头后仰，颈部抬起。

③双手抬颌法：适合于疑有颈部受伤的病人。病人平卧，救护者用两手同时将左右下颌角托起，一面使其头后仰，一面将下颌骨前移，使口微张。对于颈部外伤者，以下颌上提为主，不能将病人头部后仰及左右转动。若必须转动，则应保持头、颈、胸在同一轴线上。注意事项：示指和中指尖不要深压颏下软组织，以免阻塞气道；头部后仰的程度以下颌角和耳垂间的连线与地面垂直为宜。不能过度上抬下颏，以免气道闭合；开放气道要在3~5秒内完成，且在CPR全过程中保持气道

通畅。如口腔内有异物或呕吐物，应立即将其清除，但不可占用过多时间；颈部外伤者只能采用双手抬颌法，不宜采用仰头举颏法和仰头抬颈法，以避免进一步加重脊髓损伤。

④托颌牵舌法：对于舌后坠堵塞喉部的昏迷病人，把下颌骨托向前，将舌牵出，使咽喉部通畅，然后用口咽或鼻咽管来维持。

⑤击背法：对于急性气道堵塞者，使病人上半身前倾或半俯卧，一手支托其胸骨前，用另一手掌猛击其背部两肩胛骨之间，促使上呼吸道的堵塞物咳出。

⑥稳定侧卧位法：对昏迷而有自主呼吸者，可采用稳定侧卧位来保持通气。先使病人仰卧，将靠近抢救者一侧的腿弯曲，同侧手臂置于臀部下方，轻柔缓慢地将病人转向抢救者，使其头部后仰，另一只手置于脸颊下方以维持头部姿势及防止脸朝下，臀部下方的手臂置于背后以防止病人向后翻转。

（3）口咽通气术　选择合适的口咽管（成人一般用 8～11 号），病人呈仰卧位，张口（必要时用张口器），清除口腔内异物。口咽管弯曲面向上，从腭部插入，即与口腔弯曲方向相反插入口腔，当其头端接近咽喉壁时，旋转 180°，向下推送口咽管远端至会厌上方，确定管内有气体进出，即插入成功。成功后用 2 条胶布各绕口咽管一周固定于颊部。注意口咽通气管仅适用于尚存自主呼吸，但因舌后坠所致的呼吸道梗阻病人。对于喉头水肿、气管内异物、哮喘、咽反射亢进、GCS≤8 分以及频繁呕吐的病人禁用。

（4）鼻咽管通气术 润滑鼻咽管插入端，将鼻咽管沿与面部垂直的方向轻插入鼻孔，插入深度为病人鼻翼至耳垂的长度。

2. 呼吸道异物梗阻立刻急救技术操作流程

（1）站姿急救手法（用于有意识的病人）救护者站在病人背后，让病人头部下垂，两手臂环绕病人腰部。一手握拳、虎口朝上，放于病人剑突和肚脐之间的位置。另一手握紧此拳，快速向上向内冲击压迫病人的腹部，重复快速按压动作直至异物排除。对于妊娠后期或极度肥胖的病人，改用胸部冲击法，手法和步骤同腹部。每次按压应是分离而明确的动作。

（2）卧姿急救手法（用于有意识的病人）病人平卧、面向上，躺在坚硬的地面或床板上；救护者骑跨在病人的髋部，一手掌根部放置于病人腹部中央，置于剑突顶端下方和肚脐上方位置，另一手置于手掌上方；用术者身体重量快速冲击压迫病人的腹部，重复快速按压动作直至异物排出。

（3）自我急救手法 稍弯腰，靠在一固定的水平物体上（如桌子边缘、椅背、扶手栏杆等），以物体边缘压迫上腹部（剑突下），快速向上冲击。重复动作直至异物排出。

（4）无意识的病人　呼叫医师或其他医务人员，寻求帮助；施行仰头举颏法和手指掏除法来清除异物，打开呼吸道尝试给予2次人工呼吸；如人工呼吸无效，应立即实行卧姿哈姆立克急救法，按压5次后判断效果并进行相应处理。排出异物者立即给予吸氧；不能排出者立即采用环甲膜切开，喉镜取异物；心跳、呼吸停止者立即行心肺复苏。

（5）婴儿（1岁以下）急救手法　救护者取坐位或跪姿，将婴儿俯卧于前臂，前臂支在大腿上以支撑婴儿；使婴儿头低于躯干，救护者一手握住其下颌固定头部，另一手掌根叩击两肩胛中间，最多5次；或将婴儿翻转成面朝下，于CPR位置（即两乳间连线下一指宽部位）用两指向下行胸部快速按压，不超过5次；重复背部叩击或胸部快速按压，直至异物排出。若不见异物排出，用一小指沿婴儿颊内侧，探入口中取出异物。

【注意事项】

哈姆立克急救法如使用不当易产生并发症，如肋骨骨折、腹部或胸腔内脏的破裂或撕裂，所以非必要时，一般不采用此法。

二、止血急救技术

【技术简介】

止血术是通过按压、包扎、填塞等各种手段阻止或减缓体表血液流出的方法。目的是制止出血或减少出血量，抢救生命。适用于各种原因导致的体表出血。动脉硬化症、糖尿病、慢性肾病等病人，应慎用止血带止血法。

【操作准备】

1. 评估　出血量、出血速度、出血性质、出血部位。凡脉搏快而弱、呼吸急促、意识不清、皮肤凉湿、衣服浸湿范围大，提示伤势严重或有较大出血。

（1）出血量的评估　成人血液约占体重的8%，失血总量达到总血量的20%以上时，病人会出现失血性休克的症状。当出血量达到总血量的40%时，就有生命危险。

（2）出血速度的评估　出血量不是判断出血严重程度的唯一依据。快速出血时，身体的代偿机制来不及发挥作用，20%（约1000ml）的失血就可以出现休克症状；缓慢出血时，由于有组织液的代偿性回流补充血容量，人体甚至可以耐受超过60%的失血，易导致评估失误。

（3）出血性质的评估　包括动脉、静脉和毛细血管出血，以动脉出血最为危险，必须及时止血。区别和判断何种血管出血的方法如下。

①动脉出血：血液呈鲜红色，出血呈喷射状，速度快。

②静脉出血：血液呈暗红色，出血呈涌出状或徐徐外流，速度稍缓慢。

③毛细血管出血：血液呈鲜红色，出血从伤

口向外渗出，出血缓慢。

2. 环境准备 无特殊要求。

3. 物品准备 常用的止血材料分为制式材料和就便材料 2 种。制式材料有无菌敷料（纱布垫）、创可贴、三角巾、绷带卷、卡式止血带、橡皮止血带等；就便材料有毛巾、手绢、布料、衣物等。禁止使用电线、铁丝等无弹性的材料代替止血带。

4. 护士准备 向病人和家属解释操作目的，取得病人理解和配合。

【操作流程】

1. 加压包扎止血法 主要适用于体表静脉和毛细血管出血；同时加压包扎止血法中的屈肢加垫止血法也适用于上下肢、肘、膝等部位的小动脉出血。

（1）屈肢加垫止血法 用消毒纱布或干净毛巾、布块折叠成比伤口稍大的敷垫盖住伤口，屈肢；将绷带或布条折成条带状，在敷垫的下侧以“8”字形缠绕布带；背向动脉勒紧后打结。若伤口有碎骨、骨折、关节脱位等禁用此法。

（2）头皮止血法 用绷带扎个空心圈，扣在伤口四周，再在伤口上方轻盖上无菌纱布，上面用绷带包住空圈再送到医院处理。在颅骨没有碎裂的情况下还可以采用指压止血法。

2. 指压止血法 主要用于能触及动脉搏动且按压部位有受力点的止血。

（1）头颈部出血　面部止血将下颌骨角部的面动脉压向下颌骨；头颈部出血压迫伤侧气管外侧与胸锁乳突肌前缘中段之间，将颈总动脉压向颈椎。注意不能同时按压两侧颈总动脉，以防脑缺血昏迷。压迫方向不能对准气管，以免影响气管通气。压迫高度不能超过环状软骨，以免颈动脉窦受压引起血压突然下降。

（2）上肢出血　抬高病人伤肢，使其外展外旋，压迫上臂肱二头肌内侧肱动脉，压向肱骨下。

（3）手部出血　抬高患侧手臂，压迫腕部掌面尺动脉和桡动脉，同时压向尺、桡骨下端。

（4）手指出血　抬高患肢手掌，用示指、拇指分别压迫手指掌侧的两侧指动脉止血。

（5）大腿以下出血　①大腿部出血：用双手拇指重叠用力压迫腿上端腹股沟中点稍下方的股动脉（位于髂前上棘与耻骨联合连线中点处）。②小腿出血：压迫腘窝中部的腘动脉，压向深部。③足部出血同时压迫足背动脉（足背中间近脚腕处）和胫后动脉（足跟内侧与内踝之间）。④注意指压时应根据动脉走行方向、部位，在出血伤口的近心端，用手指、手掌或拳头将动脉压在骨骼上进行止血。紧急时可隔着衣服压迫。指压止血法只适用于急救，压迫时间不宜过长。

3. 止血带止血法　主要用于四肢止血，一般在指法和加压包扎头不能奏效时使用。

（1）橡皮止血带止血法　出血部位近心端覆

盖敷料或布垫；左手拇指、示指、中指持止血带头端，右手紧拉尾端，绕肢体两圈（压住头端和示指、中指），左手示指、中指夹住尾端；从止血带下将尾端拉出，形成半环形；将头端插入尾端半环中，拉紧尾端；观察止血效果。

（2）卡式止血带止血法　出血部位近心端覆盖敷料或布垫，左手拇、示、中指捏住塑料卡，卡口向上，止血带长头向外，置于衬垫上；绕肢体一圈，将长头穿过卡口，拉短头固定；观察止血效果。

（3）勒紧止血法　将就便材料折叠成条带状，出血部位近心端盖敷料或布垫；左手持条带头端，右手紧拉尾端绕肢体 1 周；用力勒紧后打一活结；观察止血效果。

（4）绞紧止血法　在止血带缠绕不紧时，可使用棍状物品插入打结处旋转棍状物，拧紧止血条带。将材料（毛巾、衣服等）折叠成条带状，出血部位近心端盖敷料或布垫，缠绕条带于敷料上，拉紧条带打结。也可用木棍（也可用笔、镊子等短棒类物体代替）插入绞紧，固定棍状物一端于布条内。观察止血效果。

4. 填塞法　对于深部伤口出血，如肌肉、骨端等，一定要用大块纱布条、绷带等敷料填充其中，外面再加压包扎，以防止血液沿组织间隙渗漏。所用的填充物一定要尽量无菌或干净，并且应使用大块的敷料，以便既能保障止血效果，又尽可能避免进一步处理时遗漏填塞物在伤口内。填塞时勿将撕脱组织或污染物一起塞进去。此法的缺点是止血不太彻底且增加感染机会。

5. 抬高肢体法　在四肢（前臂和足部）出血时可配合其他止血方法使用。首先将受伤肢体抬高，高于心脏水平，然后继续采用其他止血方法。

【注意事项】

（1）扎止血带前应先用纱布或毛巾等软物衬垫，不宜直接扎在皮肤上。

（2）大腿和上臂扎止血带的部位应在肢体的中上1/3处。

（3）止血带的压力以摸不到远端动脉搏动和伤口出血停止即可。

（4）写明扎止血带时间、部位、使用止血带的原因等。一般止血带的使用时间不宜超过2~3小时，每隔40~50分钟松解一次，每次2~3分钟。

（5）在输血、输液和采取其他有效的止血方法后方可解除止血带。解除止血带时应缓慢松开，防止肢体突然增加血流，影响全身血液的重新分布，致使血压下降。

（6）若组织已发生明显广泛的坏死时，在截肢前宜松解止血带。

（7）严密观察病人伤情及患肢情况，患肢如有剧痛、发紫，说明止血带绑扎过紧，应给予调整。

三、包扎急救技术

【技术简介】

包扎术是以无菌敷料或干净毛巾、布类覆盖伤口，外面用绷带或布条缚扎的方法。目的是保护伤口，减少污染，止血止痛。适应于外伤出血。

【操作准备】

1. 评估 伤口部位，有无出血、污染。

2. 环境准备 应尽量选择清洁、无尘的环境。

3. 物品准备 常用的包扎材料分为制式材料（如创可贴、尼龙网套、三角巾、弹力绷带、纱布绷带、纱布垫等）和就便材料（如毛巾、头巾、衣物等）。

4. 护士准备 包扎时救护人员面向病人，取适宜的位置。

【操作流程】

1. 头面部包扎

（1）帽式包扎 伤部盖敷料，折叠三角巾底边约2横指宽，底边置前额齐眉弓，两底边角经耳上向后拉至枕部，交叉压住顶角，经耳上绕至前额打结，拉紧顶角向上反折，塞入角交叉处。

（2）风帽式包扎 伤部盖敷料，将三角巾顶角和底边中点各打一结，置顶角结于前额，底边结于枕部，拉紧底边两端并分别向外反折，左右交叉包住下颌，绕至枕后打结。而后整理观察。

（3）单侧面部包扎 伤部盖敷料，将三角巾对折成一小三角巾，底边斜盖于伤侧面部，顶角经枕后绕至对侧与前底角在健侧颞部打结，拉紧另一底角，向内反折绕下颌，在健侧耳前上方与另一底角打结，而后整理观察。

（4）面具式包扎　伤部盖敷料，将三角巾顶角打结套入下颌，上提两侧边及底边罩住头面部，拉紧底边两端至枕后交叉，绕至前额打结，轻提面部三角巾，在眼、鼻、口部开窗，而后整理观察。

（5）眼部包扎　伤部盖敷盖，将三角巾折叠为约 4 横指宽条带，2/3 向下斜放于伤侧眼部，下端从同侧耳下经枕后至健侧耳上干前额处交叉并压住上端，绕头 1 周，于伤侧耳上打结，而后整理观察。双眼包扎时，将上端反折向下压住另一伤眼，经耳下绕至对侧耳上打结。

（6）下颌包扎　伤部盖敷料，将三角巾折叠为约 4 横指宽条带，取 1/3 处托住下颌，长端经耳前绕头顶至对侧耳前，与另一端交叉，两端分别绕前额及枕后，相遇打结，而后整理观察。

2. 肩、胸（背）部包扎

（1）单肩包扎　伤部盖敷料，将三角巾拆成燕尾式，燕尾巾夹角朝上放于伤侧肩上，两燕尾角分别经胸、背拉至对侧腋下打结，两燕尾底边包绕伤侧上臂上部，于腋下打结，而后整理观察。

（2）双肩包扎　伤部盖敷料，将三角巾折成燕尾式，夹角朝上对准颈后正中，两燕尾角过肩，由前往后包绕肩部至腋下与燕尾底边相遇打结，而后整理观察。

（3）胸背部包扎

①单侧胸（背）部包扎：伤部盖敷料，将三角巾底边横放于胸部，顶角经伤肩折向背部，拉紧两底用于背部打结。背部包扎与胸部相反，两底角于胸前打结固定，顶角带与两底角打结，而后整理观察。

②双侧胸（背）部包扎：伤部盖敷料，将三角巾折成燕尾式置于胸前，夹角朝下，拉紧两燕尾底角于背部打结。背部包扎与胸部相反，两底边角于胸角打结固定，两燕尾角分别过肩与底角打结，而后整理观察。

③侧胸包扎：伤部盖敷料，将三角巾折成燕尾式置于伤侧胸部，夹角朝下，两底边角带在肋部打结，拉紧两燕尾角于健侧肩部打结而后整理观察。

3. 腹部包扎

（1）腹部兜式包扎　伤部盖敷料，将三角巾底边横放于腹部，顶角朝下对准会阴部，拉紧两底角于腰部打结，顶角经会阴拉至腰后同底角余头打结，而后整理观察。

（2）腹部燕尾式包扎　伤部盖敷料，将三角巾折成燕尾式，夹角对准大腿外侧正中线，两底边角绕腹于腰间打结，拉紧两燕尾角，包绕大腿根部打结，而后整理观察。

（3）腹股沟包扎　伤部盖敷料，将三角巾折成燕尾状（燕尾夹角约120°，后角略大并压住前角）夹角朝上，两底边角在大腿根部打结，一前一后拉紧两燕尾角至对侧腰部打结，而后整理观察。

4. 臀部包扎

（1）单侧臀部包扎　伤部盖敷盖，三角巾顶角置臀裂处，底边朝前斜入于伤侧腿部，顶角系绕大腿根部打结，反折并上提下端底角，经臀至对见分晓髂嵴，与前上端底角打结，而后整理观察。

（2）双侧臀部包扎　伤部盖敷盖，两三角巾顶角相连成蝴蝶式，两上端底角分别绕至腰前打结，另两底角分别绕过大腿内侧于相对边打结（可于底角处连接一系带打结），而后整理观察。

5. 四肢包扎

（1）肘（膝）关节包扎　伤部盖敷料，将三角巾折为宽条带状，斜放于肘部伤口上，两端于肘窝处交叉，两端分别绕至前方压住上下两边，在肘关节外侧打结，而后整理观察。同法包扎膝关节。

（2）手（足）包扎　伤部盖敷料，手心向下，手指朝顶角方向平放在三角巾上，反折顶角覆盖全手及腕部，将两底角经手背左右交叉，压住顶角后绕手腕打结，而后整理观察。同法包扎足部。

【注意事项】

（1）包扎时按从肢体远端向近端、从左到右的顺序缠绕伤口。

（2）包扎时要做到“四要”“五不”。“四要”即动作快、动作轻、部位准、包扎牢靠。“五不”即不摸、不冲、不取、不送、不上药：不用手和赃物触摸伤口；不用水冲洗伤口（化学伤除外）；不轻易取出伤口内异物；不送回脱出体腔的内脏；不在伤口上用消毒剂或消炎粉。

（3）包扎范围应超出创面边缘5～10cm。

（4）包扎的松紧度以能止住出血又不影响肢体血液循环为宜。打结时须打活结。

四、急救固定技术

【技术简介】

固定术是指在骨折后，采用夹板、就便器材或健肢做支架，以棉垫、布类垫于伤肢与夹板间，再用绷带或布条缠绕、固定的方法。是在止血、包扎基础上使用的急救技术。目的是制动、止痛，预防疼痛性休克；保护伤口，防止骨折断端移位，造成血管或神经损伤，加重伤情；方便运送。适用于骨折发生后的现场临时固定。骨折固定的基本原则是：先止血、后包扎、再固定、后搬运。

【操作准备】

1. 伤情评估

（1）骨折类型　按皮肤是否损伤、骨折端是否与外界相通，将骨折分为闭合性骨折和开放性骨折。闭合性骨折端与外界或体内空腔脏器不相通，未刺破皮肤。开放性骨折端与外界或体内空腔脏器相通，并刺破皮肤，暴露在外。若骨折端已戳出伤口并已污染，但未压迫血管神经，须待清创术后再行复位。

（2）骨折部位　骨折固定时要超关节固定，应根据伤病员骨折部位，选择长短、宽窄适中的固定器材。

2. 物品准备　骨折临时固定器材分为制式材料和就便器材。制式材料有夹板、敷料、专用固定器材等；就便材料有木板、木棍、树枝、竹竿、床单、毛巾、衣物、布带、绳子等。

3. 护士准备　有出血、休克、呼吸停止、心脏意外及颅脑、内脏损伤等危及生命的症状，应先处理再固定。

【操作流程】

1. 上肢伤的固定

（1）三角巾固定法

①前臂伤：伤肢屈肘90°，用一条三角巾将前臂悬吊于胸前，并于颈后打结，将另一条三角巾叠成带状，将上臂与悬吊前臂的三角巾一并固定于胸前，健侧腋下打结。

②上臂伤：将三角巾折成10～15cm宽条带状，固定上臂于躯干，屈肘90°，再用另一三角巾悬吊前臂。

（2）夹板固定法

①前臂伤：将两块夹板分别置于受伤前臂的掌、背侧，并在夹板与肢体间垫上敷料或软织物，用条带状三角巾固定伤肢两端，屈肘90°，用三角巾将前臂悬吊于胸前，检查血运情况。

②上臂伤：将一块夹板置于受伤上臂外侧，肢体与板间垫敷料，用条带状三角巾固定伤肢与夹板，屈肘90°用三角巾将前臂悬吊于胸前，必要时可将伤肢与躯体固定在一起，检查血运情况。

（3）卷式夹板固定　伤肢屈肘90°，将卷式夹板沿伤肢卷曲成形，使其上肢贴合，并用三角巾或绷带将其固定于伤肢上。

2. 下肢伤的固定

（1）股骨骨折自体固定法　脱掉伤肢鞋袜，将双下肢并拢，在两腿间的骨突出部（膝、踝关节部）和空隙部加垫，用三角巾或绷带将受伤肢体与健侧肢体固定在一起。

（2）夹板固定法

①股骨骨折：脱掉伤肢鞋袜，取长短不同的木制夹板两块，长夹板置外侧，从脚跟至腋下；短夹板置内侧，从脚跟至腹股沟部，在骨突出部和空隙处加垫，用绷带或带状三角巾分别在骨折上下端、腋下、腰部、髋部和踝关节等处打结固定，踝关节和足部作“8”字形固定，检查血运情况。

②下肢胫腓骨骨折：脱掉伤肢鞋袜，取两块等长夹板，分别置于伤肢内外侧，空隙处垫以棉

垫，用绷带或带状三角巾加以固定，足部用三角巾做“8”字形固定，使足背屈 90°，检查血运情况。

3. 锁骨骨折固定法

（1）三角巾固定法　在病人双肩和腋下垫棉垫，将 3 条三角巾折成条带状，两条带状二角巾分别环绕腋下 1 周，在腋后打结，用另 1 条带状三角巾穿过左右两条打结的三角巾，拉紧打结。

（2）丁字夹板固定法　在双肩、肩胛骨、脊柱等处放上棉垫，将丁字形夹板放在背部，用绷带或三角巾分别固定双肩及腰部。

4. 脊椎骨折固定

（1）颈椎骨折时，病人应仰卧，尽快给病人上颈托，无颈托时可用沙袋或衣服填塞头、颈部两侧，防止头左右摇晃，再用布条固定，保持颈或腰过伸状态。

（2）胸腰椎骨折时病人应平卧于硬板上，用衣服等垫塞颈、腰部，用布条将病人固定在木板上。

【注意事项】

（1）固定时肢体应取功能位，固定夹板必须超过骨折处上下关节，骨突出部位必须用棉垫、敷料等软物衬垫，捆绑松紧要适度。

（2）固定时应露出指（趾）端，以便观察血液循环、皮肤感觉及活动状况。当指（趾）尖苍白或青紫时，应立即放松包扎，查找原因。固定完成后应挂标志并记录固定时间。

五、急救搬运技术

【技术简介】

搬运术是指救护者徒手或利用搬运器材，安全移动和转送伤病员的方法。目的是使伤病员及早脱离危险环境，转移至安全处救护，并尽快送达医疗机构，得到及时的抢救和治疗。适用于不能自行行走的伤病员。

【操作准备】

1. 伤情评估 评估伤病员的病情、伤部和伤势，确定搬运的体位、方法及合适的搬运器材。如果存在生命危险或病情不允许的病人，应先做急救处理再搬运。

2. 物品准备 制式器材、就便器材和搬运工具。

3. 护士准备 根据病情协助病人取合适体化，妥善固定各种导管。

4. 病人准备 向病人和家属解释搬运方法和目的，取得病人理解和配合。

【操作流程】

1. 徒手搬运

（1）单人搬运 对病情较轻、能够站立行走者可采取搀扶、背、抱等方法搬运。脊柱损伤、上下肢骨折、胸部创伤等病人不宜用此法。

①搀扶法：适用于上肢骨折的病人。救护者站于病人一侧，一手牵病人手腕，另一于扶其腰

部，使病人身体重心靠向救护者。

②抱持法：对于能站立的病人：救护者站于其一侧，一手托其背部，一手托其大腿，将其抱起。对于无法站立的病人：救护者先单膝跪地，一手托其背部，另一手托其腘窝处，将病人抱起。若病人有意识，可让其一手抱着救护者的颈部。

③背负法：救护者背朝病人蹲下，将病人双上肢自救护者肩部拉向胸前，使其双手交叉，救护者双手托住病人大腿中部，上身略斜向前站起。

（2）双人搬运　适用于头、胸、腹部重伤但脊柱无损伤者。

①双人椅式：救护者面对面蹲在病人两侧，分别将靠近病人一侧的手经病人背后握住对方的手腕，各自将另一只手伸到病人大腿中部（腘窝处），握住对方手腕，同时站起，步调一致行走。

②拉车式搬运法：一人站在病人头端，两手从病人腋下穿过，将其头抱在怀中，另一人反身站在病人两腿中间将病人两腿抬起，一前一后行走。将担架平行置于病人伤侧，担架员单腿跪于病人健侧，手伸至病人背下，位于头部者分别托住病人的头、肩、腰，位于脚部者托住病人的臀部与小腿，同时抬起病人，轻轻放在担架上。

2. 特殊部位伤病人的搬运

（1）颅脑伤病人搬运　病人取半仰卧或侧卧位于担架上，头偏一侧搬运。对于脑出血的病人，应稍垫高其头部。

（2）开放性气胸病人搬运　病人取坐位或半卧位，可用座椅式或抱持法搬运。

（3）腹部伤病人搬运　病人取仰卧屈膝位于担架上，膝下加垫，以减轻腹部张力和疼痛。

3. 脊柱伤病人搬运

（1）颈椎损伤病人搬运　3～4 人同时搬运，一人固定并牵引头部，其他人协调统一地将病人平直抬 L 担架或“滚”到担架上，颈下垫小枕，颌部两侧用软枕、沙袋或颈托固定。

（2）胸、腰椎和脊柱损伤病人的搬运　3～4 人间时搬运，用均衡的力量统一移动，将病人抬到硬质担架上。采用仰卧位运送时，在胸腰部垫约 10cm 高的小垫。运送过程中禁止扶病人坐起或让病人自行翻身。

4. 骨盆伤病人搬运　病人仰卧，半屈两腿髋、膝关节，膝下垫衣卷，用 2 条三角巾折成宽带，一条绕臀部和骨盆一圈，于下腹前部打结，另一条围绕膝关节打结固定。3 人平托病人至硬板担架上。

【注意事项】

（1）对于呼吸困难、不能平卧的病人，可将其背部垫高，处于半卧位，以利于缓解症状。用担架搬运伤者时，一般头略高于脚，休克的伤者则脚略高于头。行进时伤者的脚在前，头在后，以便观察伤者情况。用汽车运送时，病人身体方向要与行驶方向相同，即头向驾驶室，脚向车后门，床位或担架要固定，防止起动、刹车时晃动加重伤情或摔伤病人。

（2）对颈椎、脊柱和骨盆骨折者应注意选用合适的固定器材，注意搬运动作要领，防止再度损伤。

六、抗休克裤应用

【技术简介】

抗休克裤是利用充气加压原理研制而成的裤状止血固定器材。穿着抗休克裤能有效降低受压部位血管内的压力梯度，使伤口面积变小，出血量减少，对抗休克、骨折固定等有一定作用。目的是通过对中空气囊充气，使外加压力作用于腹部及下肢血管，达到止血和骨折固定的目的。适用于腹部或腹部以下的活动性出血，急需直接加压止血的创伤者以及骨盆骨折或双下肢骨折急需固定或已伴有持续出血而出现低血压者，动脉收缩压＜10.7kPa（80mmHg）的低血容量性休克、神经源性休克和过敏性休克的病人。脑水肿、肺水肿和充血性心力衰竭、横膈以上的活动性出血灶和创伤、孕妇、腹部损伤伴内脏外露者禁用。

【操作准备】

1. 评估　了解病人的全身情况、意识状态及生命体征，有无开放性伤口；观察患肢有无血运障碍、神经损伤等情况；了解病人有无应用抗休克裤的禁忌证。

2. 用物准备 抗休克裤、充气管及测压表。

3. 病人准备 稳定情绪，取平卧位。

4. 护士准备 包扎开放伤口，妥善安置引流管。

【操作流程】

（1）将抗休克裤完全展开，垫在病人身下。

（2）分别包裹双下肢及腹部，紧闭尼龙搭扣。穿着部位上缘至肋缘下，不得超过肋弓以防呼吸受限，下缘至双踝部。

（3）可用口吹，也可用打气筒或氧气瓶充气，待气压达到5.3kPa（40mmHg）时，观察病人血压，继续充气至收缩压达到13.3kPa（100mmHg）时停止充气。

（4）观察计量表，关闭活塞。

（5）解除抗休克裤时，应在血压监护下缓慢放气，减压顺序先腹部后双下肢。

（6）将抗休克裤清洁消毒后以备下次使用。

【注意事项】

（1）抗休克裤可保持充气状态2小时，充气的持续时间须认真记录，使用时间以短为宜。如长时使用，应加压、减压交替进行。

（2）抗休克裤不能代替扩容复苏，应及时补充血容量。使用过程中严密观察循环功能状况。

（3）放气时如病人血压下降速度≥0.67kPa（5mmHg）/s，则停止放气，及时补充血容量，待血压恢复正常后，再继续减压。

第三章　意外伤害急救技术操作指导流程

一、淹溺现场急救技术

【技术简介】

淹溺是指人浸没于水中或其他液体中，由于液体充塞呼吸道及肺泡，或反射性引起喉痉挛发生窒息和缺氧，处于临床死亡状态。近乎淹溺是指浸没后暂时性窒息，尚有大动脉搏动，经处理后至少存活24小时或浸没后经紧急心肺复苏存活者。目的是将病人救离出水，尽快恢复自主呼吸和循环功能。适用于淹溺病人。胸外心脏按压禁忌证同心肺复苏术。

【操作准备】

1. 评估伤情

（1）淹溺发生时的情况、病人的意识、呼吸、大动脉搏动。

（2）淹溺发生的时间、地点和水源性质。

（3）检查意识具体方法同第一章“二、成人心肺复苏术”。

（4）检查自主呼吸具体方法第一章“二、同成人心肺复苏术”。

（5）检查大动脉搏动具体方法同第一章

“二、成人心肺复苏术”。

（6）观察是否有淹溺的其他临床表现，观察病人的皮肤是否发绀，颜面部是否青紫、肿胀，球结膜有无充血，口鼻有无污泥或泡沫；触摸四肢是否厥冷，腹部有无膨胀。

（7）是否有合并颅脑损伤、四肢损伤等。

2. 环境准备 环境安全，淹溺者已救离水面。

3. 物品准备 纱布等。

4. 护士准备 紧急呼救，向家属简要解释病情及可能的预后。

5. 病人准备 淹溺者平卧在地上，解开衣领。

【操作流程】

1. 将淹溺者救出水面 救护者迅速游至淹溺者附近。一只手托住淹溺者的头颈部，将其面部托出水面，另一只手单臂划水，采用仰泳的方式将其带到安全地带。若救护者被淹溺者抓住，应放手自沉，使淹溺者的手松开，再进行救护。

2. 保持呼吸道通畅 病人取侧卧位或头偏向一侧，清除其口、鼻腔内分泌物及其他污物，并取下活动性义齿。无颈部损伤者采用仰头提颏法开放气道，疑有颈部受伤者采用双手托颌法开放气道。牙关紧闭者按、捏其两侧颊肌或用开口器将口启开。

3. 倒水 选用下列方法迅速倒出淹溺者呼吸道及胃内的积水。

（1）膝顶法　救护者半蹲，将淹溺者的腹部横放在救护者屈膝的大腿上，使其头部下垂，救护者用手按压其背部，使其呼吸道和胃内的水迅速倒出。

（2）肩顶法　救护者抱住淹溺者的双腿，将其腹部放在救护者的肩部，使淹溺者头胸下垂，救护者快步奔跑，将积水倒出。

（3）抱腹法　救护者从淹溺者背后用双手抱住其腰腹部，使其背部在上，头胸部下垂，摇晃淹溺者，将水倒出。

4. 自主呼吸停止者的急救方法

（1）口对口人工呼吸　救护者捏住淹溺者的鼻孔，一手托下颌使其口唇张开；正常吸气后，双唇包住病人口部，缓慢吹气，持续时间 1 秒以上；吹气毕，松开鼻孔，让病人被动呼出气体。连续吹气 2 次。此方法适用于能捏紧鼻孔的病人。

（2）口对鼻人工呼吸　一手轻压淹溺者前额使其头后仰，另一手上抬下颌使口唇闭合。正常吸气后，双唇包住病人的鼻孔，缓慢吹气，持续时间 1 秒以上；吹气毕，将口从病人鼻部移开，同时下拉下颌使其张口，利于病人被动呼气。此方法适用于能捏紧鼻孔的病人或病人还未完全脱离水面时。

（3）注意救治环节的特殊处理

①人工呼吸有效的标志：吹气时胸廓抬起。

②未完全脱离水面时，只要病人头一露出水

面即可行口对鼻人工呼吸。

③心脏停搏者立即行心肺复苏术。

④淹溺病人 CPR 过程中通常会出现呕吐，救护者应及时清除其口、鼻腔内的分泌物。

5. 后续处理 迅速转送医院进一步治疗，途中勿中断救护，保暖，记录病人的病情及处理措施。

【注意事项】

（1）防止病人滑落、摔伤，必要时请他人协助。

（2）倒水时间不宜过长，以免影响心肺复苏等措施的进行。

（3）怀疑有脊髓损伤者不能盲目倒水。

（4）因地制宜选择合适的办法。

二、电击伤现场急救技术

【技术简介】

电击伤俗称触电，是指一定量的电流与人体直接接触进入人体；或在高电压、超高电压的电场下，电流击穿空气或其他介质进入人体而引起全身或局部组织不同程度的损伤或器官功能障碍，甚至发生心跳和呼吸骤停。目的是尽快使病人脱离电源，实施心肺复苏术，使病人恢复心跳、呼吸。适用于电击伤病人。

【操作准备】

1. 评估 触电的情况、病人的意识、呼吸、脉搏、烧伤创面。

(1) 评估触电原因、方式、触电的位置和电压。确保以下检查是在病人脱离电源后的安全地带进行。

(2) 检查意识　具体方法同第一章“二、成人心肺复苏术”。

(3) 检查自主呼吸　具体方法同第一章“二、成人心肺复苏术”。

(4) 检查大动脉搏动　具体方法同第一章“二、成人心肺复苏术”。

(5) 检查烧伤创面　检查电流入口和出口的位置、数量，创面大小、形状和深度。低压电所致的烧伤常有进出两个伤口，口创而小，直径为0.5～2cm，椭圆形或圆形，与正常皮肤边界清楚，焦黄或灰白色。

高压电所致的烧伤常有一处进口和多处出口，创面大、伤口深，可深达肌肉、血管、神经和骨髓，损伤组织可呈焦化或炭化状态。

(6) 判断病情　轻型触电为惊恐、表情呆滞、面色苍白、头晕、头痛、心悸、接触部位肌肉抽搐；心脏连续听诊3～5分钟可听到期前收缩。重型触电为持续抽搐、昏迷、休克、心室颤动、心跳呼吸骤停。

2. 环境准备　安全，触电者已与电源分开。

3. 物品准备　木棍、带绝缘柄的利器、木块、敷料等。

4. 护士准备 紧急呼救，解开病人衣领；保证自身安全，向家属简要解释病情及可能的预后。

【操作流程】

1. 脱离电源 根据触电现场情况，采用最安全、有效的方法使触电者脱离电源。

（1）关闭电闸 如触电现声附近有电闸或电源插座，立即关闭电闸或拔出插头。

（2）挑开电线 当电线搭落在触电者身上，可用干燥的木棒或竹竿等绝缘材料将电线挑开。

（3）切断电线 如在野外或远离电闸以及存在电磁场效应的触电现场，救护者不能接近触电者或不便将电线挑开时，可用有绝缘柄的电工钳或有干燥木柄的利器斩断电线。

（4）拉开触电者 如触电者俯卧在电线或漏电的电器上，上述方法不便使用时，可用干木棒将病人拨离触电处，或用干燥绝缘的绳索套在触电者身上，将其拉离电源。

2. 自主呼吸停止者立即行人工呼吸 具体方法同第一章“二、成人心肺复苏术”。

3. 心脏停搏者立即行胸外心脏按压 具体方法同第一章“二、成人心肺复苏术”。

4. 就地休息 神志清醒的轻症病人就地平卧，严密观察，暂时不要站立或走动，以减轻心脏负荷，促进恢复。

5. 保护烧伤创面 用敷料、干净衣物或塑料布对烧伤创面进行包扎，防止污染。伤口局部不涂抹有色药物或油膏。

6. 后续处理 转送医院继续治疗；整理用物；记录病人的病情及处理措施。

【注意事项】

（1）未脱离电源前救护者不能用手牵拉触电者。

（2）在潮湿环境中，救护者脚下垫放干燥的厚塑料块，或穿胶鞋等绝缘物，使自己与大地绝缘。

（3）如触电者在高处，要防止触电者脱离电源后发生坠落伤。

（4）电闸、开关关闭后，要派人看守，以免不知情者打开，造成再次伤害。

（5）电源线与触电者分开后，要妥善处理，以免伤及他人。

三、中暑现场急救技术

【技术简介】

中暑是指高温或烈日暴晒等引起体温调节功能紊乱所致体热平衡失调，水、电解质平衡失调或脑组织细胞受损而致的一组急性临床综合征，又称急性热致疾病。目的是使中暑病人尽快脱离高温环境、迅速降温。

【操作准备】

1. 评估病情

（1）评估环境温度、湿度及通风情况。

（2）评估劳动强度、防暑措施、身体状况及个体适应力。

（3）有无诱发中暑的因素，如肥胖、缺乏体育锻炼、过度劳累、睡眠不足、慢性疾病等。

（4）评估中暑程度

①先兆中暑：高温环境下，出现头晕、头痛、口渴、多汗、易疲乏、心悸等症状。体温正常或略高。

②轻症中暑：除有先兆中暑症状外，体温升高至38.5℃以上，出现面色潮红、大量出汗、脉搏加快等早期周围循环衰竭的表现。

③重症中暑：包括热痉挛、热衰竭和热射病3型。热痉挛多见于健康青壮年，大量出汗后出现肌肉痉挛性、对称性和阵发性疼痛，病人体温无明显升高。热衰竭多见于老年体弱、孕妇等热调节能力差者，主要症状为疲乏、眩晕、恶心、呕吐、头痛、面色苍白、大汗淋漓、血压下降、神志恍惚等循环衰竭的表现。病人体温正常或稍高。热射病为高热、无汗和意识障碍。病人体温达41℃以上。

2. 环境准备 通风、阴凉、干燥。

3. 物品准备 体温计、脸盆、毛巾、水、含盐饮料、风油精、清凉油等。

4. 护士准备 紧急呼救，向家属简要解释病情及可能的预后。

5. 病人准备 保持镇静。

【操作流程】

1. 更换环境 将病人转移到通风、阴凉、干燥的地方或20～25℃的空调房间内休息，取平卧位。解开或脱去外衣，更换被汗水湿透的衣服。

2. 降温　用冷水反复擦拭病人全身，或用凉湿毛巾冷敷头部、腋下以及腹股沟等大动脉血管部位，帮助病人散热。

3. 补充水和电解质　神志清醒的病人缓慢饮入含盐的冰水或清凉饮料，补充水和电解质。

4. 服用解暑药　服用藿香正气水等中成药，并用风油精、清凉油涂搽太阳穴、合谷、风池等穴位。

5. 昏迷不醒的病人　可用大拇指按压病人的人中、合谷等穴位。

6. 后续处理　先兆中暑和轻度中暑的病人，经现场救护后症状不能缓解者尽快送到医院治疗。重症中暑病人迅速转送医院继续治疗。整理核对用物。记录病人的病情及处理措施。

【注意事项】

先兆中暑和轻症中暑病人经过以上处理均可恢复正常，疑为重度中暑病人应立即转送医院。

四、烧伤现场急救技术

【技术简介】

烧伤现场急救技术是指因地制宜，采用各种简易的手段使病人尽快脱离危险环境，最大限度地降低因热力（沸液、炽热金属、火焰、蒸汽、高温气体等）、电能、化学物质和放射性物质等因素引起的机体和组织损伤的方法。目的是尽快消除致伤因素、脱离烧伤现场、保护烧伤创面。

【操作准备】

1. 评估伤情

（1）评估烧伤原因、持续时间。

（2）烧伤面积

①中国九分法：将人体体表面积按解剖部位划分为 11 个 9% 的等份，另加 1%，构成 100%。适用于大面积烧伤面积的估算。

②手掌法：伤者本人手掌五指并拢的掌面面积为体表面积的 1%。如伤员手与医护人员手大小相似，也可用医护人员的手掌估算。手掌法适用于小范围烧伤的评估。

（3）烧伤的深度：Ⅰ度和浅Ⅱ度烧伤统称为浅度烧伤；深Ⅱ度、Ⅲ度和Ⅳ度烧伤统称为深度烧伤。

（4）烧伤严重程度分类

①轻度：成人Ⅱ度烧伤面积 <10%，小儿Ⅱ度烧伤面积 <5%，无Ⅲ度烧伤。

②中度：成人Ⅱ度烧伤面积 11% ~30%，或Ⅲ度、Ⅳ度烧伤面积 <10%，小儿烧伤总面积在 5% ~15% 或Ⅲ度烧伤面积 <5%。

③重度：成人烧伤总面积 31% ~50%，或Ⅲ度烧伤面积 10% ~19%，小儿烧伤总面积在 16% ~25% 或Ⅲ度、Ⅳ度烧伤面积 <10%，或烧伤面积虽不到上述的百分比，但已经发生休克、中重度吸入性损伤或较重的复合伤或婴幼儿头面部烧伤

面积 > 5%。

④特重度：成人烧伤总面积 > 50%，或Ⅲ度、Ⅳ度烧伤面积 > 20%，小儿烧伤总面积 > 25% 或Ⅲ度、Ⅳ度烧伤面积 > 10%，或已有严重并发症。

（5）有无吸入性损伤　检查口、鼻处是否有烟雾熏黑或烧伤的迹象；检查病人有无呼吸道刺激症状，如声音嘶哑、呼吸困难、哮鸣音等。

（6）有无血容量不足的表现　口渴、烦躁不安、神志淡漠、谵妄或意识障碍，面色苍白、四肢湿冷，呼吸浅快、心率增快、脉压差缩小、血压下降等。

2. 环境准备　环境安全，对救助者和伤员无危险。

3. 物品准备　水、毛巾、干净布类。

4. 护士准备　紧急呼救，向家属简要解释病情及可能的预后。

5. 病人准备　脱离致伤源，保持镇静。

【操作流程】

1. 迅速脱离致伤源

（1）热液烫伤　立即脱去被热液浸渍的衣物。最好用冷水冲淋后剪开取下衣物，因用力剥脱容易撕脱水疱皮。

（2）火焰烧伤　迅速脱去燃烧的衣服，或就地卧倒，打滚压灭火焰；或用棉被、毯子或砂土等压灭火焰；也可跳入附近水池、河沟内灭火。

2. 冷疗 适用于中、小面积的Ⅱ度烧伤。Ⅲ度烧伤，尤其大面积Ⅲ度烧伤不必实施。伤后立即用大量自来水或清洁的河、塘水淋浴或浸泡20~30分钟，以脱离冷水后不再感到疼痛或仅感到微痛为止。头面部、躯干等部位的烧伤可以用冰水或冷水湿敷，以减轻烧伤创面的损伤深度，同时达到止痛的效果。寒冷环境中注意伤员的全身保暖。

3. 保持呼吸道通畅 火焰、烟雾致吸入性损伤，引起呼吸窘迫，可放置口或鼻咽通气管，保持呼吸道通畅，必要时行气管插管或气管切开。

4. 保护创面 烧伤创面用无菌敷料、清洁被单、衣服覆盖或松弛包扎，防止创面再次污染。创面忌涂抹有颜色的药物或膏剂，以免污染伤口或影响对烧伤面积与深度的判断。尽可能保持水疱皮的完整性，腐皮不要撕去。

5. 镇静止痛 轻度伤员可口服止痛片或肌内注射哌替啶、吗啡等。大面积烧伤病人由于伤后渗出、组织水肿，肌内注射药物吸收较差，多采用静脉注射，药物多选用哌替啶与异丙嗪合用。慎用或不用氯丙嗪，因该药应用后使心率加快，影响休克期复苏病情的判断，且有扩张血管的作用，在血容量不足时，易降低血压。老年病人、小儿、合并有吸入性损伤或颅脑损伤的病人，慎用或不用哌替啶及吗啡，以免抑制呼吸。

6. 液体治疗 轻中度烧伤病人口服淡盐水、

淡盐茶或烧伤饮料（每片含氯化钠0.3g、碳酸氢钠0.15g、苯巴比妥0.03g，糖适量，溶于100ml水中即成烧伤饮料）补液。重度烧伤病人予以静脉输液，并尽快送到就近医疗单位救治。口服补液以少量多次为宜，一次口服不宜超过50ml，以免发生呕吐。发生呕吐、腹胀时，应停止口服补液。禁忌饮大量白开水或无盐饮料，以防发生水中毒；忌单独输入大量5%葡萄糖液，以免引起脑水肿。

7. 后续处理 转送医院进一步治疗，处理及核对用物，记录病人的病情及处理措施。

【注意事项】

估算烧伤面积时，Ⅰ度烧伤不应计算在内，浅Ⅱ度、深Ⅱ度、Ⅲ度烧伤面积应分别标明。烧伤面积用整数记录，小数点后数字四舍五入。吸入性损伤需另行注明，但不计算烧伤而积。

五、蛇咬伤现场急救技术

【技术简介】

蛇咬伤是指人体被蛇咬伤之后所引起的一种急性生物毒性损伤。多发生在野外。目的是立即采取有效措施阻止蛇毒的吸收和扩散。

【操作准备】

1. 评估伤情

（1）蛇咬伤的时间、地点和被咬伤部位。

（2）判断是否为毒蛇咬伤，无毒蛇的头部

多呈椭圆形，尾部长而细，色彩单调；有毒蛇的头部多呈三角形，尾部短而粗，身上有艳丽花纹。

(3) 检查被咬部位牙痕的数量、大小、深浅、牙距；伤口局部皮肤的颜色，有无皮疹或出血；伤口周围有无瘀斑、水疱或血疱，有无坏死及肿胀。

(4) 观察有无全身中毒症状，如头晕目眩、烦躁不安、四肢乏力、恶心呕吐、眼睑下垂、流涎、吞咽困难、言语障碍、呼吸困难、呼吸肌麻痹或呼吸中枢抑制等。

2. 环境准备 环境安全，移离毒蛇。

3. 物品准备 绳子、火柴、打火机、小刀、钉子、吸引器、塑料布、水。

4. 护士准备 紧急呼救，向家属简要解释病情及可能的预后。

5. 病人准备 保持镇静、就地休息。

【操作流程】

无毒蛇咬伤无须特殊处理，当无法鉴定为有毒蛇或无毒蛇咬伤的情况下，一律按有毒蛇咬伤处理。

1. 镇静制动 一旦发现被蛇咬伤后，伤员要保持镇静，禁忌奔跑，就地休息，伤肢制动并下垂。迅速去除伤口附近阻碍血流的衣服、首饰。

2. 绑扎 立即用细绳、鞋带、布条或绷带在伤口近心端 5 ~ 10cm 处或超过一个关节处绑扎。

若指（趾）被咬伤应结扎手指（脚趾）根部或上一个关节的相应部位。直至注射抗蛇毒血清或采取有效伤口局部清创措施后，方可停止绑扎。绑扎时避免用止血带，以免影响绑扎肢体远端的血液供应。绑扎不宜太紧，松紧度以阻止静脉和淋巴回流但不妨碍动脉血供为原则，即在结扎的远端仍可摸到动脉搏动。每 20 ~ 30 分钟松解绑扎带 1 ~ 2 分钟，以免血运受阻。如果肿胀已超过绑扎带，要将绑扎位置上移。

3. 烧灼破坏蛇毒　如为毒性较强的毒蛇咬伤，现场条件有限，急救困难时，可用烧灼法破坏伤口内的蛇毒。

（1）火焰直烧法　将火柴或打火机点燃，直接对准伤口烧灼 5 ~ 10 秒，烧至伤口皮肉发白变硬为止。此法适用于沟牙类蛇咬伤。

（2）铁钉烙法　将较粗的缝针、大头针或细小的铁钉一端用打火机烧红后，从伤口处烙入 0.5 ~ 1cm 深，每个牙痕烙 2 ~ 3 次。此法适用于咬得较深的管牙类毒蛇咬伤，如五步蛇。

（3）火柴暴烧法　将 5 ~ 10 根火柴放射状堆放在伤几处，然后点燃，让其暴烧，一般需暴烧 3 ~ 5 次。此法适用于金环蛇、银环蛇、蝮蛇等牙痕较浅的毒蛇咬伤。

（4）本法必须在伤后数分钟内实施，实施越早效果越好，烧灼范围局限在牙痕局部。

4. 冲洗伤口　用大量流动清水或肥皂水冲洗

伤口及周围皮肤。如果伤口内有毒牙残留，迅速用尖锐物挑出。有条件时用 1∶5000 呋喃西林溶液、1∶1000 高锰酸钾溶液、3% 过氧化氢溶液或 5% 的依地酸钙钠溶液冲洗。

5. 切开排毒，使毒液外流 将小刀等锐利物用火烧消毒后划破两个牙痕间的皮肤，使毒液外流。注意伤口出血不止时禁忌切开。切开不宜过深，切至皮下即可。

6. 吸吮排毒 吸吮排毒在切开排毒后实施效果更好，如来不及扩创也可直接实施。一般吸至伤口局部皮肤颜色由青紫转为正常，伤口渗出鲜红色血液。可用火罐、吸乳器、自制吸引器来抽吸毒液，无上述用具时也可直接用口吸吮。宜可用瓶子、杯子和竹筒代替火罐，用酒精棉或纸点燃，将瓶内空气燃烧后，迅速将罐口覆盖在伤口上，利用负压的作用吸出伤口的淋巴液、毒液和有毒血液。

7. 后续处理 紧急处理后立即将病人送医院继续治疗，处理及核对用物，记录病人的病情及处理措施。

【注意事项】

（1）绑扎时避免用止血带，以免影响绑扎肢体远端的血液供应。

（2）绑扎不宜太紧，松紧度以阻止静脉和淋巴回流但不妨碍动脉血供为原则，即在结扎的远端仍可摸到动脉搏动。

（3）每 20 ~ 30 分钟松解绑扎带 1 ~ 2 分钟，以免血运受阻。如果肿胀已超过绑扎带，要将绑扎位置上移。

六、交通事故现场急救技术

【技术简介】

交通事故是指车辆在道路上因过错或者意外造成人身伤亡或者财产损失的事件。目的是迅速使伤员脱离危险环境，对伤员的病情进行初步评估和急救，使有希望救活的伤员得到及时的救治，并使轻伤员得到妥善处理。

【操作准备】

1. 评估伤情及病情

（1）环境评估　事故发生的地点、时间及原因。判断现场的危险程度，有无引起施救者伤亡的情况，如着火、爆炸、触电等。

（2）伤者情况　伤者在车中的位置，是否戴有保险带，车辆是否翻转，或燃烧爆炸，伤者是否被抛出车外。

（3）病情评估　初步检查病人意识、气道、呼吸、循环等情况。

（4）神经系统障碍情况　判断受伤病人神志是否清醒。

2. 环境准备　安全，对施救者和伤员无危险。将失事车辆引擎关闭，拉紧手刹，用石头固定车轮，防止滑动。

3. 物品准备 三角巾、止血带、绷带、棉垫、颈托、夹板、担架等。

4. 护士准备 紧急呼救，向家属简要解释病情及可能的预后。

5. 病人准备 置于合适的体位。

【操作流程】

1. 现场解救和脱险 将伤员从事故车辆中安全转移，以避免进一步的损伤。移动时尽量避免可能发生的脊髓损伤，对可疑脊髓损伤的病人要两名以上的救护员同时行动。移动前常规颈部固定，移动过程中保持头、颈、脊柱呈一直线。

2. 检伤

（1）头面部 用手轻摸头颅，检查有无出血、骨折、肿胀；检查耳道、鼻孔有无血液和脑脊液流出，如有上述症状则可初步判断为颅底骨折。

（2）颈部 观察颈部有无损伤、出血、血肿，有无颈项强直；触摸颈动脉的强弱与节律；观察气管是否居中。

（3）脊柱及脊髓功能 嘱意识清醒的病人活动手指和足趾，如果病人运动消失，则可初步判断为瘫痪。保持病人平卧位，用指腹从上到下按压颈部后正中，如果按压时有疼痛，则初步判断为颈椎骨折。保持脊柱轴线位侧翻病人，用指腹从上到下按压后正中线，如果按压时有疼痛，则可初步判断为脊柱骨折。

（4）胸部　观察锁骨有无异常隆起或变形，稍加力按压锁骨，如有疼痛，则初步判断为锁骨骨折；观察胸部有无创伤、出血或畸形，吸气时胸廓是否对称；检查者将双手轻轻放在病人胸部两侧，轻轻施加压力挤压病人的胸部，如有疼痛，则初步判断为肋骨骨折。

（5）腹部　观察腹部外形有无膨隆、凹陷；腹式呼吸运动情况；腹部有无创伤、出血，有无内脏脱出；腹部有无压痛或肌紧张。

（6）骨盆及会阴部　检查会阴部有无外伤、出血及肿胀。双手放在病人髋部两侧，稍施加压力挤压病人的骨盆，如果病人挤压时有疼痛，则初步判断为骨盆骨折。

（7）四肢　观察病人四肢形态是否正常，肢端、甲床血液循环情况。手握病人的腕部或踝部轻轻活动，检查四肢有无肿胀和压痛，如有异常活动、肿胀、畸形，则初步判断为骨折。

3. 分类　根据伤情严重程度将病人分为四类。

绿色：病人伤势较轻，不需紧急处理。

黄色：伤情严重但相对稳定。

红色：伤员有生命危险需立即进行紧急处理。

黑色：无救治希望或死亡。

分类后将不同颜色的伤情卡挂在或别在伤员左胸的衣服上。

4. 现场急救

（1）畅通呼吸道　具体方法同成人心肺复苏

术。注意下颌骨骨折而无颈椎损伤的病人，可将颈项部抬起，头后仰，使气道开放。怀疑颈椎损伤病人采用双手托颌法开放气道。颅脑损伤深昏迷致舌后坠者，可将舌拉出并固定，或放置口咽通气管；或者改变病人的体位，使其处于侧卧位或侧俯卧位。对喉部损伤所致呼吸不畅者，可作环甲膜穿刺或切开。

(2) 控制严重出血　止血方法见第二章“二、止血急救技术”。

(3) 处理创伤性气胸　张力性气胸病人需在现场进行穿刺放气或放置闭式引流管后再转送；开放性气胸病人用无菌敷料封闭开放伤口；胸壁软化伴反常呼吸的病人固定浮动的胸部。

(4) 四肢固定　方法见第二章“四、急救固定技术”。

(5) 颈椎、脊柱固定　怀疑或肯定有颈椎损伤者应戴颈托，保证颈部制动；胸腰椎损伤者应取平卧位，保持躯体直线位。

(6) 建立输液通道　选择口径大的静脉留置针和较粗的静脉血管（如肘正中静脉、颈外静脉等）建立静脉通道，休克病人现场可快速输入代血浆制品和普通电解质溶液，如乳酸林格液，尽量少用含糖溶液。

(7) 给氧　危重伤员给氧，最好是面罩给氧。

(8) 加强监测　观察生命体征、意识及瞳孔变化。

5. 后续处理　病人经初步处理后转送医院进行进一步治疗，记录病人的病情及处理措施。

【注意事项】

选择穿刺部位时应避开患肢，病人有休克表现时，最好建立2条及以上的静脉通道。

第四章　急诊护理分诊技术操作指导流程

一、接诊护理

【技术简介】

急诊病人的接诊指医护人员将到达急救部（急诊科）就诊的病人迅速安置就位。目的是确保急诊病人在最短时间内得到正确及时的救治。适用于分诊护士的分科接诊。接诊原则是主动热情、急重优先、快速安置。

【接诊范围】

1. 外科　急性阑尾炎、急性乳腺炎、丹毒、多发性创伤等。

2. 内科　急性呼吸困难、高血压急症、胃穿孔、急性脑缺血等。

3. 妇产科　异位妊娠、外阴及阴道损伤、子宫穿孔、产前大出血、先兆早产、产褥感染等。

4. 儿科　气道异物、肠套叠、烧伤、烫伤、割伤、高热惊厥等。

5. 眼科　眼外伤、眼部化学损伤、急性青光眼、眼急性感染等。

6. 口腔颌面科　口腔出血、下颌关节脱臼等。

7. 耳鼻喉科　鼻出血、急性中耳炎、气管异物、喉头水肿等。

8. 传染科　烈性传染病、SARS等。

9. 按症状接诊　各种原因引起的出血、高热、急性疼痛、急性意识障碍、心跳呼吸骤停、严重腹泻或呕吐、急性中毒、呼吸困难、骨折等。

【接诊准备】

快速优质的接诊对危重病人的抢救至关重要，同时还可减轻就诊病人的恐惧心理。良好的接诊准备是做好接诊工作的基础。

1. 物品准备　平板车、血压计、除颤器、氧气及吸氧装置、监护仪、吸引器、急救车、抢救药品、各种表格等。

2. 护士准备　备好急救用物，通知相关医师。

3. 环境准备　各诊室及抢救室安静、整洁、用物齐全，绿色抢救通道畅通无阻，抢救室设备处于完好备用状态。

【接诊流程】

1. 一般病人接诊

（1）迎接病人　急救车及其他方式送来的危重病人，分诊护士应主动在急救部门口迎接，并将病人接至抢救室；对于步行就诊的轻症病人，如病情允许一般予以先挂号再就诊。

（2）交接病情并记录。

（3）测量生命体征，并通知相关医师、护上进行救治和处理。

2. 批量病人接诊

（1）迎接病人　提前对参加救护的人员进行分组，实行定人、定任务的责任制。如分为分诊组、联络组、治疗组、伤情登记组、运送组等，各组人员在相应岗位迎接病人。接诊的同时应及时报告上级并协调各科室相关人员。

（2）交接病情并记录。

（3）按个人分组任务进行救治或处理。

（4）注意事项

①无论病人能否支付医疗费用，医护人员都应实行人道主义精神，进行积极救治。

②遇到涉及法律纠纷、刑事案件、交通事故等急诊病人，需迅速与公安部门或医院保卫科联系，必要时记下运送病人车辆的车牌号、来人体貌特征等。

③需紧急抢救或急诊手术，而病人亲属或单位领导未在医院者，或医护人员对其死因有怀疑者应立即通知院总值班及公安部门。

④无家属的昏迷病人，其随身财物应有三人共同清点并登记，家属接受财物时要签字留据。

⑤对自服或误服毒物的病人，接诊时要嘱咐家属将药物空瓶或残留药品带至医院。

⑥接诊时若遇到情绪激动的病人或家属，应语气平和，耐心解释，做好安抚工作。

二、分诊护理

【技术简介】

急诊病人的分诊是指快速重点收集急诊病人资料，根据病人症状和体征，进行初步诊断、安排救治的过程。目的是安排就诊顺序，优先处理危急症，提高抢救成功率与工作效率；有效控制诊室内就诊人数，维护就诊秩序并合理分流病人；增加病人对急诊工作满意度。分诊工作原则是紧急评估、准确判断、快速分流。

【分诊流程】

1. 分诊评估内容

(1) 初步评估　判断病人有无生命危险。

①一般情况的评估：测量病人的基本生命体征，如心跳、呼吸、血压、脉搏、体温等；观察病人面部表情、面色及姿势，是否存在被动体位；查看胸部呼吸运动及气管位置，判断有无呼吸窘迫和通气不足；查看受伤部位、伤口大小及深度。

②循环的评估（包括控制出血）：判断病人有无休克或心功能衰竭。评估脉搏有无过速或过缓，有无异常脉；感觉皮肤温度，察看皮肤有无色斑、苍白、发绀、毛细血管再充盈延迟（>2秒）；评估脑灌注状况，如意识模糊、兴奋、昏睡等。用直接压迫法控制任何外部出血。

③神经系统功能障碍的评估（AVPU）：判断

意识水平和瞳孔变化。意识水平可仅通过观察对不同刺激的反应来评估，如灵敏、对声音刺激有反应、只对疼痛有反应、没有反应。观察瞳孔的大小、形状及对光反射等情况。评估前要注意病人以前是否有白内障、既往眼外伤史等疾患及义眼。

（2）进一步评估　在病人无生命危险时进行。

①收集主诉：详细询问病人情况，如年龄、既往史、联系地址等；询问病人受伤或事故详情，如发生经过，受伤的机制、病人最后喝水吃饭的时间等；查看所有体征，询问病人有无相应症状。

②全身评估。a. 头面部：查看有无肿胀、凹陷、裂开和出血。再次评估瞳孔及意识水平，检查耳、口腔有无出血或脑脊液漏。b. 颈部：检查颈背部有无肿胀或压痛，疑有颈部损伤者，要确保颈部静止且呈直线，松开任何紧绷颈部的衣物。c. 胸部：听诊呼吸音并察看胸廓运动，轻柔触诊，看有无胸廓压痛，查找伤口、瘀斑和肿胀。d. 腹部：检查腹部有无出血、压痛或肌紧张，听诊肠鸣音是否亢进或消失，叩诊有无移动性浊音。e. 骨盆：检查有无压痛、骨折，有无并发腹主动脉血肿，注意有无大小便失禁或尿道生殖道外口出血。f. 四肢：嘱病人依次活动四肢关节，查看有无畸形、肿胀、出血、压痛等。g. 脊椎：查看病人背部有无肿胀、压痛、畸形、麻木等。

③注意事项：急腹症病人注意评估腹痛性质、

持续时间和部位、有无伴随症状，育龄女病人应考虑有发生异位妊娠的可能。昏迷病人应详细询问陪伴人员其既往病史、现病史，评估是否为脑血管意外、中毒、肝性脑病、低血糖昏迷等。头部外伤或脑血管意外病人需重点评估意识及双侧瞳孔及有无颅内高压症状。在详细检查病人时，注意维护病人尊严并注意保暖；脱衣物时先脱健侧，再脱患侧。

2. 分诊评估方法

（1）四步法　望、闻、问、触。在分析病人主诉的同时用眼、耳、鼻、手进行资料收集。

①望：观察主诉症状的表现程度，哪些症状未提及；病人的面容、表情、体位、姿态等有无特异性表现，如面色有无苍白、发绀，颈静脉有无怒张等。

②闻：听病人的呼吸、咳嗽有无异常杂音或短促呼吸，闻病人是否散发异样的气味，如乙醇味、呼吸的酸味、烂苹果味、化脓性伤口的气味等。

③问：询问病人及家属，了解现病史和既往史及发病经过。此外，可在观察的基础上诱导问诊以获取最有价值的主诉。

④触：测脉搏血压，了解心率、心律变化；检查皮肤温度及毛血管充盈度，了解末梢血运情况；触疼痛部位，了解疾患涉及范围和程度。

（2）Larry Weed 的 SOAP 公式是分诊评估的

常用手段。

①S（主诉，subjective）：收集病人主观感受或家属提供的资料，包括病人主诉及伴随症状。

②O（观察，objective）：收集病人客观资料，包括病人的体征及异常征象等。

③A（评估，assess）：综合上述情况对病情进行分析评估，得出初步判断。

④P（计划，plan）：按轻、重、缓、急组织抢救程序和进行专科分诊。

（3）PQRST公式用于疼痛分析。

①P（诱因，provoke）：疼痛诱因及加重与缓解的因素。

②Q（性质，quality）：疼痛性质，如绞痛、钝痛、刀割样、针刺样、烧灼样等。

③R（放射，radiate）：疼痛位置，是否有放射痛，放射部位等。

④S（程度，severity）：疼痛程度，将无疼痛至不能忍受疼痛分为1～10分，以此判断病人疼痛。

⑤T（时间，time）：疼痛开始、持续、终止的时间。

3. 病情分级

（1）Ⅰ级（急危症）　病人有生命危险，生命体征不稳定需立即进入绿色通道或复苏急救率急救。如心跳呼吸骤停、重度或极度呼吸困难、严重创伤伴无法控制的动、静脉大出血等。

（2）Ⅱ级（急重症）　病人有潜在生命危险，

病情有可能急剧变化，需在15分钟内紧急处理并紧密观察。如心脑血管意外、开放性创伤、儿童高热等。

（3）Ⅲ级（紧急）　病人生命体征尚稳定但有恶化的可能，急性症状持续不缓解，需在30分钟内给予处理。如多发性骨折不伴有神经血管损伤、撕裂伤无大出血等。

（4）Ⅳ级（亚紧急）　病人病情稳定或慢性疾病急性发作，没有严重的并发症，可在90分钟内给予处理。如哮喘、小面积烧伤、扭伤、轻度变态反应等。

（5）Ⅴ级（非紧急）　病人需要检查与治疗，可去门诊诊治或在180分钟内给予处理。如皮疹、慢性头痛、关节炎、感冒等。

4. 病人分流

（1）根据评估判断，分配病人到相应治疗区。急危重病人安排入抢救室急救，较轻病人根据所属科室安排相应专科诊室候诊。若病情复杂、难以确定科别的，可按首诊负责制原则，在最初就诊科室处理。

（2）通知医师与急诊护士，并交接各类病人的评估情况。遵医嘱实施必要检查与护理措施。

（3）注意事项　急危重症需要抢救者，应该先救治后办手续。对于其他等级的病人，尽量缩短候诊时间，可根据病情先给予必要的检查及处理措施，如腹泻病人检验大小便、头颅外伤者备皮，休克者立即建立静脉通道等。疑似有传染病的病人应在隔离诊室就诊。

5. 效果评价与护理记录

（1）效果评价　评价分诊工作的准确性。随时对等待就诊病人的病情进行重新评估，根据结果及时调整就诊顺序和处理措施，避免因评估不准确而延误病人的救治。

（2）护理记录　准确记录急诊病人信息和实施的各项救治措施。内容包括：就诊时间、日期、姓名、性别、年龄、住址、初步诊断、处理措施、病人转归（留院观察、入院、转院、急诊手术、死亡）等。每日小结一次就诊人数，每月总结一次工作量。

（3）注意事项　应特别关注昏迷、聋哑、老年及幼儿病人的病情评估，不能安排优先就诊的要加强巡视与再次评估，以便能及时发现病情变化。若为病人出具急诊证明要记录备案，以备查阅。

【批量病人的分诊】

批量病人的分诊指同一致病（伤）因素引起3人以上同时就诊时的分诊，具有突发性强、损伤人员多等特点。分诊时需分清病人救治的先后次序，使危重而有救治希望的病人得到优先处理。

1. 病情评估　只对病人进行初步评估。

2. 检伤分类　根据病人病情的评估结果，区分轻重缓急，进行快速分类。

3. 分配治疗区　根据分类结果，将病人分流至清创室、注射室、ICU 手术室或检查室等相关区域接受救治或处理。

4. 协调救治 与各科医师、急诊护士及辅助检查科室及时交流，统一协调抢救人员以加快批量病人的救治效率。

5. 记录 准确记录批量病人的就诊原因和实施的各项救治措施等。

【注意事项】

(1) 分诊护士最重要的职责是检伤分类，快速准确地分流和安置病人，使抢救工作井然有序。分诊检伤时如发现病人有生命危险，应立即协调相关医护人员进行救治。

(2) 分诊时应给每一位病人挂号建档，以便后续救治时区别与记录。紧急时可只登记病人姓名、性别、年龄；无名氏者进行编号。

(3) 分诊时要特别注意没有可见体表伤且沉默或反应弱的病人。

(4) 对入院的病人要向交接人员提供病历首页和病情记录。

三、急诊处理

【技术简介】

急诊处理是指根据分诊的标准流程，对分诊评估后的病人给予及时处置和合理分流。目的是提高工作效率，处理危及病人生命的病情，降低伤残率和病死率，控制和预防传染性疾病的扩散。

【处理流程】

1. 一般病人处理 由急诊专科处理。根据病情分别将病人送入专科病房、急诊观察室或急诊输液室。

2. 急危重病人处理 立即进入抢救室紧急抢救或在急诊手术室进行手术，转入重症监护室加强监护。

3. 传染病病人处理 疑似传染者进行隔离，确诊后转入传染科室进一步治疗。做好消毒隔离措施，并向疾控中心报告。

4. 无名氏病人的处理 按正常急诊流程进行救治。对恢复意识的病人询问其家属联系方式及住址，并协助联系。对仍然昏迷的病人可会同警卫人员或其他医护人员，在其衣物内寻找相关证件或资料，发现线索及时向上级汇报。

5. 病人转运处理 在病情允许的情况下陪同重症病人做必要的辅助检查。对急诊住院、转ICU或转院的病人，途中须有医护人员陪送，并做好交接工作。

6. 清洁消毒处理 对死亡病人进行终末消毒。做好物品、环境和病人排泄物的清洁消毒处理。

7. 各项记录处理 及时补写抢救时未作的护理记录，嘱咐医生补开抢救用药时的口头医嘱。

【注意事项】

（1）在紧急情况下，护士可在医师未到达前给予急危重病人相应的急救措施，如心肺复苏、吸氧、止血包扎、建立静脉通道等。

（2）对交通事故、突发事件、吸毒、自杀或疑似他杀等法律纠纷事件，应及时通知相关刑侦部门或保卫机关，并保留相关物证。

（3）病人转运时要根据伤情选择合适的转运工具并做好途中护理。

第五章　中毒急救护理技术操作指导流程

一、急性中毒评估技术

【技术简介】

急性中毒评估是指通过医学观察和临床检验等手段，判断大量毒物对机体损伤程度的方法。目的是对疑似或事实发生急性中毒的病人给予准确的病情把握，以便及时准确地治疗和抢救。适用于急性中毒病人。

【基本病因】

1. 职业性中毒　在生产过程中不注意劳动防护，或因毒物使用和保管不当而发生的中毒。如采矿中发生的砷化氢、磷化氢中毒。

2. 生活性中毒　食物中毒、药物过量中毒、毒物中毒、虫兽伤中毒等。

【评估内容】

1. 评估内容　了解毒物的种类和名称；毒物侵入途径；发病的现场情况，有无残余可疑毒物；接触毒物的持续时间及剂量，是否已采取措施（催吐、冲洗）；观察病人呕吐物性状、气味，评估有无头晕、意识模糊，口腔异味，皮肤、黏膜改变等；了解病人的职业、作业环境及防护措施等；询问其他人员有无发生类似症状，工作地点是否发生过中毒事故。

2. 注意事项 对疑似服毒者，应了解病人近期精神状态，家中有无可致中毒的药物，并估计服药剂量。对疑似食物中毒者，应调查同餐进食者有无发生相同症状。对疑似气体中毒者，应询问中毒时病人位置与毒源距离。

【评估流程】

1. 判断严重程度

（1）测量病人的生命体征，观察病人的神志，瞳孔大小、形状及对光反射情况。

（2）观察病人有无深度昏迷、高热、呼吸困难、少尿、严重心律失常、出血倾向等危险体征。

2. 判断毒物种类

（1）特异性体征

①皮肤色泽：樱桃红色提示为CO、氰化物中毒；发绀提示为亚硝酸盐中毒；皮肤潮红提示为乙醇、阿托品中毒等。

②口腔气味：蒜味一般为有机磷杀虫剂、黄磷中毒；苦杏仁味为氰化物、硝基苯中毒；酚味常为酚、来苏尔中毒等。

③尿液颜色：肉眼血尿见于影响凝血功能的毒物，如溴鼠隆；灰色尿见于酚或甲酚中毒；橘黄色尿见于氨基比林等中毒。

（2）实验室检查

①血液检查：肝功能异常见于重金属、四氯

化碳等中毒；肾功能异常见于蛇毒、生鱼胆、重金属等中毒；凝血功能异常见于抗凝血类灭鼠药、毒蕈等中毒。

②尿液检查：镜下血尿或蛋白尿见于升汞或生鱼胆等中毒。

③特异性生化指标：敌百虫中毒后尿中可出现二氯乙醇含量增高；一氧化碳中毒血中碳氧血红蛋白含量增高等。

④毒物分析：送检时注意标本尽量不加防腐剂。

3. 判断心理状态

（1）对于误服中毒者，因突然发病容易出现精神紧张、恐惧或怨恨心理。

（2）对于自服毒物者，有再度自杀的可能。

（3）判断病人对各项抢救、治疗措施的理解及合作程度。

二、洗胃操作技术

【技术简介】

洗胃术即洗胃法，是将一定成分的液体经胃管或直接经口灌入胃内，混合胃内容物后再抽出，如此反复多次以清除胃内未被吸收的毒物或清洁胃腔的方法。目的是清除胃内毒物或刺激物、减轻胃黏膜水肿、为某些检查或手术做准备。

（一）口服催吐术

1. 适应证

（1）意识清醒，具有呕吐反射，能配合的急性中毒病人。

（2）预计口服毒物在胃内有存留者，在2小时以内效果最佳。

（3）抢救现场无胃管时。

2. 禁忌证

（1）意识障碍。

（2）抽搐、惊厥未控制前。

（3）病人酒后。

（4）服腐蚀性毒物或石油制品等毒物。

（5）合并上消化道出血、主动脉瘤、食管静脉曲张等。

（6）孕妇及老年人。

3. 操作准备

（1）环境准备　抢救室安静，通风良好，物品取用方便；如在中毒现场抢救应靠近水源，疏散闲杂人员。

（2）物品准备　盛水容器、污物桶、橡胶围裙或治疗巾、棉签或压舌板、洗胃液（温度为25～38℃），未查明毒物前用温水或生理氯化钠溶液。

（3）护士准备　洗手，戴口罩、手套、帽子及橡胶围裙。床旁放置污物桶。

（4）病人准备　取坐位，颈、胸部铺治疗巾或围橡胶围裙。了解操作的具体方法和要求以及可能发生的情况，以便配合。

4. 操作流程

（1）操作前查对病人床号、姓名及医嘱。

（2）协助病人饮入洗胃液　病人取坐位，快速口服大量洗胃液，反复饮至有饱胀感为度，每次 300～500ml。

（3）催吐　用棉签或压舌板轻轻搅触咽弓和咽后壁，或刺激咽部、压其舌根引起反射性呕吐，排出胃内容物。如此反复多次，直至洗出液无色、无味、澄清为止。

（4）协助病人漱口、洗脸，必要时更换衣服。

（5）协助病人卧床休息。

（6）洗手，清洗整理用物。

（7）记录洗胃液的名称、量，洗出液的颜色、气味、性质，病人的反应。

（8）口服催吐时要防止误吸或因剧烈呕吐诱发上消化道出血，应注意饮入量与吐出量大致相等。

（二）胃管洗胃术

1. 适应证

（1）催吐洗胃无效。

（2）病人意识障碍或不合作。

（3）需留取胃液标本者，首选胃管洗胃术。

2. 禁忌证

（1）强酸、强碱等有腐蚀性毒物中毒者。

（2）伴有上消化道出血、食管静脉曲张、主动脉瘤、严重心脏疾病者。

（3）中毒诱发惊厥未控制者。

3. 操作准备

（1）环境准备　治疗室或抢救室洁净，通风良好，物品取用方便。

（2）物品准备　胃管或漏斗胃管、胃管固定器和牙垫、镊子、液状石蜡、纱布、胶布、弯盘、标本瓶、开口器、1% 麻黄碱滴鼻液、听诊器、50ml 注射器、洗胃液（温度 25～38℃），毒物未查明前用温水或生理氯化钠溶液、治疗碗、吸管、治疗巾、污物桶。

（3）护士准备　洗手，戴口罩、手套、帽子及橡胶围裙，床旁放污物桶。

（4）病人准备　病人了解洗胃的目的意义、具体方法及可能发生的不适和反应，以便配合。在病人颈部、胸部铺治疗巾或围橡胶围裙。病人取左侧卧位，昏迷病人平卧头偏向一侧。有活动义齿者，取下义齿。弯盘放于口角处。

4. 操作流程

（1）操作前查对病人床号、姓名及医嘱。

（2）尽量选择较粗的胃管，成人常用型号为 20～28Fr。

（3）用 50ml 注射器注入温开水或空气，检查胃管是否通畅。

（4）经口插入胃管或漏斗胃管，昏迷或不配合病人需经鼻置管。

①置胃管固定器及牙垫于病人口中，并将连接带固定于脑后。

②测量置入胃管长度（前额发际至剑突）。如为漏斗胃管，测量后应用胶布在目标长度处做

出标记。

③用液状石蜡润滑胃管前端10～15cm。

④插入胃管，当胃管插至咽部时嘱病人做吞咽动作。如果插胃管时病人出现呛咳、呼吸困难、发绀等情况，则为误入气管，应立即拔出，休息片刻后重新插入。

⑤确定胃管在胃内后，转动胃管固定器下方旋钮，固定胃管。

（5）抽出胃内容物用50ml注射器连接胃管并抽吸。如毒物不明，需留标本送检。如为漏斗胃管，应将漏斗放置在低于胃平面的位置，挤压橡皮球，引流出胃内容物。

（6）洗胃

①注射器洗胃法：用50ml注射器经胃管快速注入洗胃液300～500ml，再回抽，注入污物桶内。如此反复，直至洗出液澄清、无味为止。

②漏斗胃管洗胃法：将漏斗置于高于病人头部30～55cm处，倒入洗胃液300～500ml，当漏斗内尚余少量洗胃液时，迅速将漏斗的位置降低至低于胃平面的位置，并倒置于污物桶内，利用虹吸作用排出洗胃液，若引流不畅可挤压橡皮球。如此反复，直至洗胃液澄清、无味为止。

③注意事项：一次洗胃液的灌入量不宜超过300ml。灌入量过多可引起急性胃扩张，胃内压上升，促使毒物的吸收。洗胃液的温度应控制在25～38℃，温度过高可使血管扩张，加速毒物的

吸收，过低可刺激肠蠕动将毒物推向远端。洗胃液总量一般为2～5L，反复清洗，直至水清、嗅之无味。洗胃原则为：快进快出、先出后入，出入量基本相等。

（7）拔管　反折胃管，拧开固定器，在病人呼气时轻柔拔出胃管。拔管至昏迷病人咽喉部时动作要迅速。

（8）记录　记录洗胃液的名称、量，洗出液的颜色、气味、性质，病人的反应。

（9）后续处理　协助病人漱口（昏迷者除外）、洗脸，必要时更换衣服。协助病人取舒适卧位，整理床单位，清洗和整理用物。

（三）自动洗胃机洗胃术

1. 操作准备

（1）环境准备　治疗室或抢救室清洁，通风良好，物品齐全。

（2）物品准备　洗胃机、洗胃连接管、污水管、药管、洗胃液桶，其余物品同胃管洗胃术。

（3）护士准备　洗手，戴手套、帽子、口罩。

（4）病人准备同胃管洗胃术。

2. 操作流程

（1）查对　操作前查对病人的床号、姓名和医嘱。

（2）接管　将洗胃连接管一端与洗胃机胃管相连，另一端与病人胃管相连；污水管一端与洗胃机出液管相连，另一端放入污物桶内；

药管一端与洗胃机进液管相连，另一端放入洗胃液桶内。

(3) 试机　接通电源，开机，检查各管道连接是否紧密、通畅，有无漏液，出入液量是否平衡，并排尽管内空气，检查完毕后关机。

(4) 插管　经口插胃管操作。

(5) 留取标本　用注射器抽出胃内容物，送检。

(6) 洗胃　将胃管与洗胃连接管相连，按“自动”键，机器开始进行自动冲洗。

(7) 停止　当洗出液澄清无味时，按“停止”键，并分离胃管。

(8) 拔管　反折胃管轻柔拔出。

(9) 记录　洗胃液的名称、量；洗出液的颜色、气味、性质、量；病人的反应。

(10) 注意事项

①幽门梗阻的病人洗胃时，需记录胃内潴留量，以了解梗阻情况。如灌入量为1500ml，洗出量为2000ml，表示胃内潴留量为500ml。

②洗胃过程中应随时观察生命体征、出入的量是否平衡及腹部情况，若病人主诉腹痛且出现血性灌洗液或休克现象，应立即停止操作，通知医生，配合抢救，并详细记录。

③洗胃过程中如发生水流缓慢或不流时，应按“手冲”和“手吸”键数次至管路通畅，再按“手吸”键将胃内液体吸出后，最后按“自动”

键，恢复洗胃。

④洗胃过程中如洗胃机出现故障，应先关闭洗胃机，分离胃管，引流出胃内容物后，接备用洗胃机或用50ml注射器继续洗胃，直至洗出液澄清无味。同时向病人或家属做好解释与安慰工作，并立即拨打维修电话，维修洗胃机。

⑤停止洗胃后应及时关掉洗胃机，防止大量空气被灌入胃内导致胃破裂。

（11）后续处理　协助病人漱口（昏迷者除外）、洗脸，必要时更换衣服，取舒适卧位。洗手，清洗和整理用物。

三、急性一氧化碳中毒急救技术

【技术简介】

急性一氧化碳中毒急救术是使在短时间内吸入过量一氧化碳的病人尽快脱离危险环境，采用医疗手段减少毒物吸收，改善缺氧的技术。目的是改善病人缺氧，解除中毒状态。适用于一氧化碳中毒病人。

【操作流程】

1. 脱离中毒环境　关闭燃气阀门，打开门窗或转移病人至通风良好的地方。

2. 保持气道通畅　解开病人衣扣，及时清除口鼻分泌物。

3. 氧疗

（1）给予高流量氧气吸入（7～8L/min）。如果条件允许，且循环和呼吸稳定，应尽快给予高压氧治疗。

（2）呼吸停止者应尽早行气管插管或气管切开，人工加压给氧，必要时使用机械通气。

4. 对症治疗

（1）防止脑水肿、中毒性脑病　必要时遵医嘱快速滴注 20% 甘露醇 100～250ml，每日 2～3 次，并加用糖皮质激素，如甲泼尼龙、氢化可的松或地塞米松等。

（2）改善脑细胞代谢　胞磷胆碱 400～600mg 静脉滴注，每日 1 次，连用 3～5 日，同时用辅酶 A、ATP 及细胞色素 C 等药物。

（3）防止急性肾衰竭　避免使用对肾有损害的药物，合理使用利尿剂。必要时导尿。

（4）防止电解质紊乱及酸碱平衡失调　注意监测电解质及酸碱平衡，及时抽血查生化及血气分析。

（5）防止抽搐　病人出现抽搐应采取头部降温，并给予地西泮 10～20mg 静脉注射。

（6）保暖。

（7）安全防护　对烦躁不安、抽搐病人做好防护，如加置床栏、四肢上约束带，防止坠床或自伤；定时翻身，防止压疮的发生等。

（8）记录　记录病人神志、生命体征、病情变化及抢救用药情况。

（9）后续处理　洗手，整理用物。

四、毒物洗消术

【技术简介】

毒物洗消术即清除中毒病人体表或体内尚未吸收入血的毒物的方法。目的是切断毒源，清除毒物，中止毒物对机体的侵入。适用于中毒病人。误服强酸、强碱及其他腐蚀剂的病人禁用此方法。

【评估内容】

（1）病人的一般情况和生命体征。

（2）染毒的种类、剂量和部位。

（3）中毒的严重程度。

【操作准备】

1. 环境准备　选择清洁、通风的治疗室或抢救室。

2. 物品准备

（1）消化道洗消　催吐及洗胃用物、活性炭、20% 甘露醇、肛管、纸巾、液状石蜡、1% 肥皂水、灌肠筒、止血钳、橡胶手套、便盆、污物桶等。

（2）皮肤洗消　肥皂、温水（38 ~ 40℃）、盆子、大纱布、软毛刷、橡胶手套、橡胶单、床单、中单、被罩、衣服等。

3. 护士准备　有效地与病人及家属沟通，特别是安抚好自杀病人的情绪，使病人配合治疗。

4. 病人准备　脱离中毒环境，脱去染毒衣服。了解治疗的目的意义、注意事项，积极配合。

【操作流程】

1. 消化道洗消技术

（1）查对　操作前查对病人姓名、床号及医嘱。

（2）催吐及洗胃。

（3）吸附　取活性炭 30～50g，加入 500ml 温开水中，搅拌成悬液，经胃管注入，随即将已吸附毒物的活性炭从胃管内抽出，如此反复多次。最后留 10～30g 活性炭于胃内，再行导泻。

①活性炭不能吸附醇、脂肪烃、强酸、氰化物、乙二醇、金属等化学物质。

②活性炭与毒物结合可形成炭－毒物复合物以阻止毒物吸收，但如果该复合物在肠内滞留时间过长，被吸附的毒物可脱吸附解离，致毒物被重新吸收，使病情加重或反复。因此，必须及时进行导泻，使吸附毒物的活性炭尽快排出体外。

（4）导泻

①20% 甘露醇导泻：成人用量为 250ml，小儿用量为 2ml/kg，经胃管注入或口服，准备便器，观察导泻效果。

②硫酸钠或硫酸镁导泻：成人用量为 25～30g，小儿用量为 250mg/kg，用温开水配成 50% 溶液，经胃管注入或口服，观察导泻效果。

③脂溶性毒物（如硝基化合物、有机磷化合物）中毒一般不用油类泻剂，以免促进毒物的吸收。肾功能不全或昏迷病人不宜使用硫酸镁等镁

离子泻剂，以防镁离子吸收过多，对中枢神经系统产生抑制作用。

（5）灌肠　导泻2～4小时内无排便者，需进行肥皂水灌肠。

①关闭门窗，调节室温至20～26℃，必要时置屏风，保护病人隐私。

②病人脱去裤子，取左侧卧位，抬高臀部，移至床边。臀下垫治疗巾及橡胶单。

③将装有39～41℃的1%肥皂水（成人灌肠用量500～1000ml，小儿灌肠用量200～500ml）的灌肠筒挂于病人床边的输液架上，用止血钳夹闭灌肠筒橡胶管前端。灌肠筒内液面高于病人臀部45～60cm。

④用液状石蜡润滑肛管前端。

⑤灌肠筒橡胶管前端连接肛管，并排气。

⑥用手指分开臀部，暴露肛门。将肛管轻轻插入直肠10～15cm，并嘱病人张口深呼吸。

⑦固定肛管，打开止血钳，让灌肠液缓缓流入，观察灌肠筒内液面下降情况，待灌肠液流尽时，夹闭肛管。灌肠过程中，如出现液体流入受阻可稍移动肛管或挤捏肛管，如病人感到腹胀，或有排便感，应降低灌肠筒的高度，减慢液体流入的速度。灌肠过程中应注意观察病人的生命体征及病情变化，如病人出现脉速、面色苍白、出冷汗等，则立即停止灌肠。

⑧左手持纸巾抵住肛门，右手轻轻拔出肛管，

擦净肛门。

⑨如病人操作后即有便意，嘱保留5～10分钟再排便。如不能忍耐，则立即在臀下垫好便盆，观察排便情况。

（6）记录　灌入药物名称、用量；排泄物的颜色、性状、量。

（7）后续处理　开窗通风，整理床单位，更换污染的床单、被罩。协助病人取舒适的卧位，必要时更衣，清洗整理用物。

2. 皮肤洗消技术

（1）操作前查对病人的床号、姓名、医嘱。

（2）关闭门窗，调高房间温度至26～28℃。置屏风或拉好隔帘遮挡，保护病人隐私。

（3）病人染毒部位下方垫橡胶单及中单或治疗巾。

（4）用大纱布蘸取2%碳酸氢钠或肥皂液从上到下清洗染毒皮肤，或用大量温水反复冲洗。冲洗时应注意以下几点。

①冲洗时水温不宜过高，因热水可使体表血管扩张，促进毒物的吸收。特别注意毛发、甲床、皮肤褶皱等部位的清洗，必要时使用软毛刷清洗，时间以10～15分钟为宜。

②如遇水加重损害的毒物，如生石灰，则应先用大纱布擦拭毒物，再用大量清水清洗。

③对于腐蚀性毒物要选择相应的中和剂或解毒剂，但要注意中和剂促进毒物的吸收或中和剂

本身引起的吸收中毒，若现场无此类药物，对水溶性毒物可用清水反复冲洗。强酸、强碱、有机磷、酚及有机溶剂的冲洗时间为20～30分钟。

④清洗过程中观察病人的生命体征、面色，如出现病情变化，立即停止清洗。

（5）为病人擦干皮肤，协助病人穿衣。

（6）更换床单、被罩，协助病人取舒适体位。

（7）记录清洗液的名称以及病人皮肤的颜色、气味、完整情况。

第六章　危重症抢救监护技术操作指导流程

一、急重症胸腔穿刺术

【技术简介】

胸腔穿刺术是指用穿刺针穿过胸部皮肤、皮下组织、肋间组织、壁层胸膜进入胸膜腔抽取气体或液体以达到治疗或诊断目的一种技术。目的是使气体、液体或脓液从胸腔排出，减轻胸腔内压力，重建胸腔负压，使肺组织充分扩张；向胸腔内注射药物进行治疗；抽取胸腔液体，进行诊断检查。适于外伤性血气胸、自发性气胸或血气胸、胸腔积液、胸腔内药物治疗、诊断性穿刺。但是，病情垂危者，如严重的器质性心脏病、严重心律失常、急性心肌梗死病人；严重肺功能不全、严重肺气肿、肺大疱；穿刺部位皮肤感染等禁用。大咯血或有严重出血倾向，如凝血酶原时间在 16 秒以上者为绝对禁忌证。

【操作准备】

1. 病情评估

（1）评估病人的病情、心理状态及合作程度。

（2）评估病人胸部情况，明确病变部位，以确定穿刺部位。

（3）将体格检查的结果同胸片、CT等辅助检查相结合，两者是否相符合。如定位不清时，可B超床旁定位进行穿刺。

2. 环境准备　病室清洁、整齐、安全，无扬尘。

3. 物品准备　常规消毒治疗盘1套。无菌胸腔穿刺包：内有胸腔穿刺针（针座接胶管）、5ml和50ml注射器各1、7号针头、血管钳、洞巾、纱布等、无菌手套、甲紫（龙胆紫）、500ml量筒1个、酒精灯、按需要准备试管2个、培养管1个、病理标本瓶1个、胸腔注射用药、无菌生理氯化钠溶液1瓶（脓胸病人冲洗胸腔用），床上小桌或椅子、屏风、冷天应备有毛毯。药物准备：2%利多卡因。

4. 护士准备　核对医嘱，洗手戴口罩，检查无菌物品的有效期及无菌状态；核对病人，向病人解释进行胸腔穿刺术目的及注意事项。消除紧张、恐惧心理，并嘱排尿。

5. 病人准备　病人反向坐在椅子上，健侧臂置于椅背，头枕臂上，患侧臂伸过头顶。或取斜坡卧位，患侧手上举、枕于头下或伸过头顶，以张大肋间隙。

【操作流程】

1. 穿刺点定位　胸腔积液者，以胸部叩诊实音最明显处穿刺。一般进针点选择肩胛下角线第

7~9肋间。气胸病人，穿刺部位一般选择锁骨中线外侧1cm第2肋间隙。定位后用龙胆紫在皮肤上做标记。当定位不明确时，可以床旁B超定位。

2. 局部消毒、铺巾和麻醉

（1）暴露穿刺部位，将穿刺用物排列好，使术者拿取方便。

（2）术者戴口罩及无菌手套，协助医师局部皮肤消毒，铺好无菌洞巾。以2%利多卡因3~4ml，在穿刺点沿肋骨上缘自皮肤至胸膜壁层进行逐层浸润麻醉。

（3）穿刺　协助医师操作，术者先用两把止血钳夹住穿刺针后的橡胶管，右手持穿刺针，左手示指和中指固定穿刺点周围皮肤，将穿刺针沿肋骨上缘垂直方向缓慢进入，当针尖有落空感时停止进针。或穿刺针进入到皮下时接注射器，将橡胶管内抽成负压，再用血管钳夹闭，当橡胶管突然变充盈时，即表明穿刺针已进入胸膜腔。

（4）抽液、抽气或注入药物　穿刺针接50ml空注射器由助手用注射器抽吸气体或液体，术后准确记录抽吸总量。如需向胸腔内注药，可在抽液结束后注入。

（5）后续处理　术毕拔出穿刺针，覆盖无菌敷料固定，安置病人、整理床单位，整理用物，记录抽出液体量及性质，并及时送标本检验。穿刺完毕后，应进行胸部X线片检查，以了解治疗效果及有无穿刺引起的并发症。穿刺后的数小时内，应严密观察病人是否出现呼吸困难、发绀等情况，如出现上述情况，应及时处理。

【注意事项】

（1）注射前均须先回抽，如回抽见气体或胸水，即可认为已进入胸膜腔，停止注射退出针头。如回抽见血液，应抽出3~5ml，放置后观察是否凝固，判断是穿刺进入血管抑或为原胸腔积血。

（2）穿刺过程中嘱病人避免深呼吸、转动或咳嗽，以免损伤肺脏。应密切观察病人生命体征变化及询问病人的感受。

（3）抽取气体或液体时，每次取下注射器前应夹闭橡胶管，以避免空气从穿刺针进入胸腔。抽气或抽液过程中，应密切观察病人生命体征变化。抽液者，需观察液体的颜色及性质。根据病情掌握好抽吸量，但一般一次抽吸量不宜超过800~1000ml，以免纵隔移动过快而引起休克。但张力性气胸和交通性气胸不受此限制。

二、气管插管术

【技术简介】

经口气管插管术是将一导管经口/鼻插入气管内建立的气体通道。它是保证气道通畅，而在生理气道与空气或其他气源之间建立的有效连接（本章节主要讲经口气管插管术）。目的是预防和解除呼吸道梗阻，保证呼吸道的通畅，改善通气、纠正缺氧，预防呕吐物和口鼻腔分泌物误吸入肺，便于吸引清除呼吸道分泌物，为机械通气提供一个封闭的通道，便于吸入全身麻醉药的应用。适用于心肺骤停、呼吸道分泌物不能自行咳出需行气管内吸引病人；需机械通气者、保护气道者，如颌面外伤大量出血伴意识障碍病人、舌根后坠者以及各种全身麻醉或静脉复合麻醉手术者。但是，喉头水肿、急性喉炎、喉头黏膜下血肿、插管创伤可引起严重出血者，喉咽部烧伤、肿瘤或异物存留者，主动脉瘤压迫气管者，颈椎骨折脱位者或怀疑有颈椎骨折或脱位者，呼吸道不全梗阻者，均禁止使用该技术。

【操作准备】

1. 病情评估 有无缺氧征象：面色、口唇、甲床有无发绀。评估检查气道和自主呼吸情况，评估病人意识状态及其配合插管程度。

2. 环境准备 病室清洁、整齐、安全。

3. 物品准备 治疗车、治疗盘、弯盘、气管插管导管、插管导芯、咽喉镜、胶布、牙垫、听诊器、液状石蜡、吸痰管、负压吸引装置、简易呼吸器、注射器、喉头喷雾器、开口器、压舌板。药物准备：1%的盐酸丁卡因。

4. 护士准备 核对医嘱，洗手戴口罩，检查无菌物品的有效期及无菌状态。核对病人，向病人解释进行气管插管术目的及注意事项。消除紧张、恐惧心理。病人意识不清时向家属解释使其理解。检查咽喉镜及气管导管是否完好，检查咽喉镜灯光是否明亮，气管插管导管气囊是否完好，检查气囊完好即抽尽气囊内气体。

5. 病人准备　病人仰卧，头后仰，在肩背部或颈部垫一小枕，使头尽量后仰。

【操作流程】

1. 摆体位　病人头部应尽量后仰以更好地暴露声门，使口轴线、咽轴线、喉轴线三条线重叠成一条线，以便于导管置入。

2. 备导管　在气管导管上涂抹液状石蜡，将插管导芯插入导管内备用。

3. 开口　操作者位于病人头侧，用右手示指推开病人下唇的下颌，拇指抵住上门齿，以两指为开口器，使嘴张开。必要时使用开口器或压舌板协助开口。

4. 暴露会厌　口张开后，术者左手持喉镜，让镜片顺右侧口角插入，用右手将病人右下嘴唇扒开，以避免插入镜片时被垫在镜片与下齿之间造成损伤。喉镜进入口腔后，用镜片将舌体推向左侧，使喉镜片移到正中，见到悬雍垂。然后顺舌背弯度置入，将喉镜柄向后压以免碰到上切牙。喉镜进入咽部即可见到会厌。

5. 暴露声门　看到会厌后，将镜片前端置入舌根与会厌间的会厌谷，可以前后略调整镜片位置，使会厌更好地上翘，充分暴露声门。透过声门可以看到黑色的气管，而食管的黏膜呈鲜红色并关闭。

6. 插入气管导管 右手持已润滑好的气管导管，将前端斜口对准声门，在病人吸气末轻柔插入导管。过声门1cm左右，助手迅速拔除导管芯，操作者将导管继续左右旋转深入气管，成人5cm，小儿2～3cm。

7. 气囊充气 用注射器向导管的气囊注入适量（7～10ml）空气，避免机械通气时漏气，防止呕吐物、分泌物误吸入气管内。

8. 确认插管部位 导管插入气管后，立即塞入牙垫，退出喉镜。检查确认导管在气管内。

9. 固定 用长胶布妥善固定导管和牙垫。

10. 后续处理 连接呼吸机或简易呼吸器给氧。安置病人、整理床单位、整理用物、洗手、记录。严密观察病情变化，做好经口气管插管术后的护理。

【注意事项】

（1）尽量使口腔张开，观察有无异物和分泌物或血液，需及时清理。病人烦躁时，不要使用操作者的手开口，以避免操作者手受伤。

（2）充分暴露会厌，置入喉镜时，切勿以上牙为支点，保证咽喉部视野清晰，及时清除分泌物或血液。

（3）正确区分气管和食管，保证咽喉部视野清晰，及时清除分泌物或血液。

（4）声门打开时立即插入导管，防止导管误插入食管，插入导管立即经导管内吸出气道内分泌物或血液，保持呼吸道通畅。

（5）气囊注气量不宜过多和过少，以气囊恰好封闭气道不漏气为准。注气时将听诊器放在颈前气管处听漏气声，刚好听不到漏气声时说明气囊充气恰好封闭气道。要观察气管导管内持续有凝集的水蒸气，按压胸廓有气体自导管逸出。气管导管连接简易呼吸器通气可见胸部有起伏运动，双侧起伏动度一致。双肺听诊呼吸音对称。用棉质絮状物靠近导管外口，可见气流从里流出。最好拍胸部 X 线片证实气管导管在隆突上 2 ~ 3cm 为准。

三、气管切开术

【技术简介】

气管切开术指切开颈段气管前壁，使病人可以经过新建立的通道进行呼吸的一种技术。是抢救危重病人的急救技术。目的是预防和解除呼吸道梗阻，保证呼吸道的通畅；改善通气、纠正缺氧；预防呕吐物和口鼻腔分泌物误吸入肺；便于吸引清除呼吸道分泌物；为长期机械通气提供一个封闭的通道。适于各种原因导致的上呼吸道梗阻；下呼吸道分泌物阻塞，如昏迷、长期卧床病人；预防性气管切开，如口腔、咽喉部手术时；需长期机械通气或咳嗽、咳痰能力长期或永久性损害者。禁忌证为：气管切开部位感染或化脓；气管切开部位肿物，如巨大甲状腺肿、气管内肿瘤等；严重凝血功能障碍，如弥散性血管内凝血、特发性血小板减少症等。

【操作准备】

1. 病情评估

（1）一般情况　评估病人有无缺氧征象，面色、口唇、甲床有无发绀。呼吸、脉搏、氧饱和度等有无异常。

（2）检查气道　检查病人有无上呼吸道梗阻所致的呼吸困难，如喉水肿、喉新生物、双侧声带麻痹；检查病人气管切开部位有无感染、化脓或肿物；有无颈部手术史或放射治疗史等。

（3）意识及合作程度　评估病人意识状态及其配合手术程度。

（4）凝血功能情况　检验外周血凝血象，评估病人有无严重凝血功能障碍。

2. 环境准备　病室清洁、整齐、安全。

3. 物品准备　气管切开包、一次性气管切开套管（成年男性一般选择8.0mm气切套管；成年女性7.0ml气切套管）、气管切开专用纱布、胶布、注射器、吸痰管、负压吸引装置、简易呼吸器、氧气装置、垫肩小枕、手术灯。药物准备：2%利多卡因。

4. 护士准备　核对医嘱，洗手戴口罩，检查无菌物品的有效期及无菌状态。核对病人，向病人解释气管切开术的目的及注意事项，消除紧张、恐惧心理。病人意识不清时向家属解释以便其理解配合。

5. 病人准备　病人仰卧，肩下垫一小枕，头后仰，使气管接近皮肤，以利暴露和操作。

【操作流程】

（1）协助摆好病人体位，同时观察病人生命体征。

（2）将手术无影灯置于床头，打开气管切开包，常规消毒，铺无菌巾。

以下操作均协助医师进行。

（3）沿颈前正中，范围上自甲状软骨下缘，下至胸骨上窝，行浸润麻醉。

（4）在第3、第4环状软骨间切开皮肤，采用直切口，自甲状软骨下缘至接近胸骨上窝处，沿颈前正中线切开皮肤和皮下组织及颈前浅筋膜。

（5）分离气管前组织、暴露气管，同时观察病人生命体征及血氧饱和度变化，如有异常及时通知医师，并遵医嘱相应处理，及时准确记录。

（6）在第2～4气管环处，用尖刀片自下向上挑开2个气管环。遵医嘱给予气道内、口、鼻咽腔充分吸痰，保证呼吸道通畅及无菌操作。

（7）插入气管套管　以血管弯钳或气管扩张器撑开气管切口，插入带有管芯的气管套管，外管置入后立即取出管芯，吸净分泌物，并检查有无出血。

（8）固定气管套管并处理切口　将气管套管带系于颈部，于颈部一侧打一死结以牢固固定。视切口大小决定缝合与否，如皮肤切口较长，可将切口上方缝合1～2针，套管下方创口不予缝合，以免并发皮下气肿，并便于伤口引流。用一块纱布垫于伤口与套管之间覆盖伤口。

【注意事项】

需2名护士配合，一名护士于病人头端，便于吸痰，手术成功后连接呼吸机或简易呼吸器；另一名护士巡回，递用所需物品。

四、环甲膜穿刺与切开术

（一）环甲膜穿刺术

【技术简介】

环甲膜穿刺术是当危及生命的气道梗阻出现时，使用针头紧急从环甲膜穿刺气道的技术。紧急情况下，当所有建立气道的努力均失败时，进行环甲膜穿刺可暂时缓解梗阻，直至有条件实施气管切开。目的是紧急情况下解除气道梗阻，缓解病人呼吸困难和（或）窒息。适应于急性喉阻塞，尤其是声门区阻塞病人，严重呼吸困难来不及行普通气管切开时；经口/经鼻气管插管；需行气管切开但缺乏必要器械时。有出血倾向者相对禁忌，但病人窒息时也需紧急做环甲膜穿刺。

【操作准备】

1. 病情评估

（1）生命体征　评估病人心率、血压、呼吸、氧饱和度，有无呼吸窘迫，有无上呼吸道梗阻所致的特征性喉鸣。

（2）上呼吸道情况　通过吸痰、清除口腔异物等措施了解是否可以解除梗阻。如是，则不需环甲膜穿刺；反之则需施行。

（3）凝血功能情况　检验外周血凝血象，评估病人有无严重凝血功能障碍。

2. 环境准备　病室清洁、整齐、安全。

3. 物品准备　环甲膜穿刺装置或 12～14G 留置针、呼吸回路、2ml 注射器、三通接口、氧气连接管、氧气设备。

4. 护士准备　核对医嘱，洗手戴口罩，检查无菌物品的有效期及无菌状态。核对病人，向病人解释进行环甲膜穿刺术目的及注意事项，消除其紧张、恐惧心理。

5. 病人准备　病人平卧或斜坡卧位，头后仰。

【操作流程】

（1）常规消毒铺巾。

（2）环甲膜穿刺部位定位　左手示指及中指触按甲状软骨与环状软骨间的环甲膜，即甲状软骨下缘与环状软骨上缘之间的缝隙。

（3）环甲膜穿刺部位穿刺　定位后，将 2ml 注射器与穿刺针头后端相连，操作者站于病人床头，左手示指和中指固定环甲膜处皮肤，右手持注射器以 90°垂直刺入环甲膜，轻轻回抽注射器。

（4）当空气流出顺畅时，将穿刺针头以 45°角穿刺进入气道，慢慢推进穿刺针软管，拔出针头。

（5）将氧气连接管一端与供氧设施相连，另一端经三通接口与留置针软管连接。

（6）将氧气流量表调节为15L/min给氧。

（7）如为环甲膜穿刺装置，则穿刺针软管可接呼吸回路与呼吸皮囊相接进行辅助通气。

（8）听诊双肺部以判断有无气体进入，观察胸部起伏情况，检查有无气体流出。

（9）在整个操作过程中，最好使用多功能监护仪，密切观察病人生命体征和指脉氧饱和度的变化。

（10）后续处理　安置病人、整理床单位、整理用物、洗手、记录。严密观察病情变化，做好环甲膜穿刺术后的护理。

【术后的护理】

（1）环甲膜穿刺作为一种应急措施，穿刺针留置时间不宜长（一般不超过24小时）。

（2）术后如病人咳出带血的分泌物，嘱病人勿紧张，一般在1～2日内即可消失。

（3）穿刺针留置期间，应妥善固定导管，防止脱出。

（4）如遇分泌物阻塞穿刺针头，可用少许生理氯化钠溶液冲洗，以保证其通畅。

【注意事项】

（1）环甲膜定位准确　即甲状软骨下缘与环状软骨上缘之间；穿刺时进针不要过深，以免损伤咽后壁黏膜；到达喉腔时有落空感，穿刺后回抽必须有空气并确定针尖在气管腔内，方可执行下一步操作。

（2）穿刺动作轻柔，空气流出顺畅；观察穿刺部位有无出血，如有出血，可用干棉球压迫。

（3）针头进入及拔出以前应防止喉部上下运动，否则容易损伤喉部黏膜。穿刺过程中如遇血凝块或分泌物阻塞穿刺针头，可用少许生理氯化钠溶液冲洗，以保证其通畅。

（二）环甲膜切开术

【技术简介】

环甲膜切开术是经皮肤在环甲膜处做一切口，以确保紧急情况下病人气道畅通的急救技术目的是紧急情况下解除气道梗阻，缓解病人呼吸困难和（或）窒息。适于严重的颜面部或鼻部损伤而无法进行经口或经鼻气管插管者；脊髓可疑损伤而无法进行有效通气者；喉部梗阻病人。禁忌证为无法识别环甲膜标记时；颈部解剖异常或有肿瘤者；有严重出血倾向者；12 岁以下儿童。

【操作准备】

1. 病情评估

（1）生命体征　评估病人生命体征如心率、血压和呼吸、氧饱和度情况。

（2）检查气道　检查病人有无上呼吸道梗阻所致呼吸困难、喉鸣音，颈部有无解剖异常和肿瘤等。

（3）凝血功能情况　检验外周血凝血情况，评估病人有无严重凝血功能障碍。

2. 环境准备　病室清洁、整齐、安全。

3. 物品准备　气管导管或气管切开套管，手术刀，血管钳，气管撑开器，简易呼吸器、氧气连接管、氧气设备。皮肤消毒剂。药物准备：2%利多卡因。

4. 护士准备　核对医嘱，洗手戴口罩，检查无菌物品的有效期及无菌状态。核对病人，向病人解释进行环甲膜切开术的目的及注意事项，消除其紧张、恐惧心理。

5. 病人准备　病人平卧，头后仰并保持中间位，必要时肩部垫薄枕。

【操作流程】

由医师操作，护士配合。

（1）体位安置妥当后，常规消毒，定位、麻醉。

（2）于甲状软骨和环状软骨间做一长 2 ~ 4cm 的横行皮肤切口，于接近环状软骨处切开环甲膜。

（3）以弯血管钳扩大切口，用气管扩张器撑开切口。根据手术进程，按需迅速递用手术器械。

（4）环甲膜切口扩大后，迅速递上气管导管或气管切开套管，将其插入气道内。

（5）将导管气囊充气并妥善固定。

（6）接简易呼吸器和氧气进行通气，观察通气是否有效。

(7) 在整个手术操作过程中，最好给予使用多功能监护仪，应密切观察病人生命体征和指脉氧饱和度的变化。

(8) 后续处理　安置病人、整理床单位、整理用物、洗手、记录。严密观察病情变化，做好环甲膜切开术后的护理。

(9) 环甲膜切开术后的护理

①床边设备：应备有氧气、负压吸引器、气管切开器械、一副同型号气管套管及急救药品。

②保持套管通畅：应经常吸痰，术后1周内不宜更换外管，以免因气管前软组织尚未形成窦道，使插管困难而造成意外。

③保持下呼吸道通畅：及时吸引呼吸道分泌物。

④室内保持适当温度（22℃左右）和湿度（50%～60%）。

⑤防止伤口感染：至少每日换药一次，如敷料浸湿及时更换，保持局部清洁干燥。

⑥防止导管脱出：固定带松紧适宜，以能容纳一示指为宜（同气管切开）。

⑦拔管：待喉阻塞解除或下呼吸道分泌物减少或能自行排出，全身情况好转后，即可考虑拔管。拔管前先堵管48小时，如病人在活动、睡眠时无呼吸困难，可在上午时间拔管。创口一般不必缝合，只需用蝶形胶布拉拢创缘，数天可自行愈合。

【注意事项】

(1) 环甲膜定位准确　即甲状软骨下缘与环状软骨上缘之间。

(2) 操作中注意不要损伤环状软骨。

五、简易呼吸器使用

【技术简介】

简易呼吸器也称球囊瓣膜-面罩装置，是由人工呼口及球囊、单向瓣膜和面罩组成。简易呼吸器使用术是指对自主呼吸微弱或无自主呼吸的病人进行人工通气支持的急救技术。目的是保证机体基本的肺泡通气，纠正威胁生命的低氧血症。适应于各种原因所致的呼吸停止或呼吸衰竭的抢救；麻醉期间的呼吸管理；运送病员（适用于机械通气病人外出作特殊检查，进出手术室等情况）；临时替代呼吸机（遇到呼吸机因故障、停电等特殊情况时，可临时应用简易呼吸器替代，进行辅助通气）。禁忌证为颌面部严重创伤而无法给予面罩固定；上呼吸道梗阻未解除者。

【操作准备】

1. 病情评估　检查气道及呼吸情况方法见第一章“二、成人心肺复苏术”。

2. 环境准备　病房整齐、清洁、安全。

3. 物品准备　带储氧袋的简易人工呼吸器、面罩、氧气连接管、氧气设备、负压吸引装置。

4. 护士准备　核对病人，向病人解释使用简易呼吸器的目的及意义，消除其紧张、恐惧心理。吸尽呼吸道分泌物，保持呼吸道通畅及气道开放。

5. 病人准备　病人平卧，保持气道开放，安置正确的头部位置。

【操作流程】

1. 体位　摆好病人体位。

2. 开放气道方法　同第一章“二、成人心肺复苏术”。

3. 固定面罩及通气

（1）单人操作法（使用E－C法）　操作者站于病人头后侧，用面罩罩住病人口鼻，面罩窄的一端盖在鼻子侧，用一只手的大拇指及示指放于面罩顶部组成英文字母“C”并用力向下压面罩，其余3个手指组成英文字母“E”，将病人的下颏抬起，另一手有规律地挤压呼吸囊，使气体通过吸气活瓣进入病人肺部，放松时，肺部气体随呼气活瓣排出；每次送气400～600ml，挤压频率为每分钟成人12～20次，小儿酌情增加。

（2）双人操作法　操作者一人位于病人头后侧，用面罩罩住病人口鼻，面罩窄的一端盖在鼻侧，双手按E－C法保持气道开放，另一人有规律地挤压呼吸皮囊，给予人工正压通气。

4. 后续处理　安置病人、整理床单位；整理用物、洗手、记录；严密观察病情变化，如有无并发症发生，做好后续护理。

【注意事项】

（1）面罩宽窄部分使用正确，操作中注意面罩与面部衔接紧密。操作中要使气道开放，见病人胸廓起伏。若病人有自主呼吸，应与之同步。

（2）当机械通气病人突遇停电或转运时，应将呼吸囊连接人工气道，用单手或双手有规律地挤压呼吸囊，挤压呼吸囊时不可用力过大，见胸廓起伏即可。每次挤压时间为1秒，不可过快。

（3）面罩大小适宜，与病人面部衔接紧密，使用中应防止与面部密闭不好导致低通气或通气无效。使用时最好在简易呼吸器前端连接细菌过滤器。

（4）未建立人工气道者，建议双人使用呼吸气囊，以保证有效通气；无咳嗽或咽喉反射的病人尽快置入口咽导管以保持气道通畅。

（5）气道压力过大或潮气量过大可导致胃胀气、气胸等后果。

六、机械通气与人工气道管理

【技术简介】

机械通气是指用呼吸机完全或部分替代病人呼吸，以满足机体对氧气基本需求的一种通气方式。临床上根据呼吸机与病人的连接方式分为无创机械通气（连接方式为面罩、鼻罩）和有创机械通气（连接方式为气管插管或气管切开）。本节重点介绍有创机械通气。目的是提供和改善机体所需的肺泡通气；纠正低氧血症和高碳酸血症、改善氧运输；减少呼吸肌做功，预防和治疗病人呼吸肌疲劳及呼吸肌衰竭。适应于心肺复苏者、治疗各种原因所致的严重急性或慢性呼吸衰竭者、预防呼吸衰竭的发生或加重、严重的低氧血症 $PaO_2<50mmHg$ 或 CO_2 潴留 $PaCO_2>50\sim60mmHg$，给予常规氧疗及保守治疗无效者、麻醉中保证镇静剂和肌内松弛剂的安全使用。机械通气没有绝对的禁忌证，如果利大于弊则应实施机械通气同时积极处理原发病。

【操作准备】

1. 病人一般情况评估　病人病情，生命体征如呼吸、心率、血压及意识合作程度。

2. 人工气道建立方式及是否通畅评估　评估是经口或经鼻气管插管、气管切开、环甲膜切开等，以准备连接呼吸机方式。

3. 调试机械通气的生理学指标及呼吸机状况

（1）通气力学指标　潮气量（Vt）<3ml/kg（正常5~7）；呼吸频率（f）>35次/分或<6~8次/分（正常15~20）；呼吸指数（f/Vt）>105；每分通气量<3L/min或>20L/min（正常6~10）。

（2）气体交换指标　PaO_2（吸氧浓度 $FiO_2>0.5$）<50mmHg（正常>80mmHg）；$PaCO_2>50\sim60mmHg$（正常35~45mmHg）；$PaO_2/FiO_2<300$（正常400~500mmHg）。

（3）呼吸机状况　呼吸机管道连接好后接模

拟肺进行模拟通气，呼吸机运行正常。

4. 环境准备 病室整洁、安全。

5. 物品准备 呼吸机、呼吸机管道、温湿化器、无菌注射用水、模拟肺、细菌过滤器、电源及氧气设备、负压吸引装置。

6. 护士准备 核对医嘱，洗手戴口罩，检查无菌物品的效期及无菌状态；核对病人，向病人解释进行机械通气的目的、意义及配合方法，消除其紧张、恐惧心理，使其更好配合机械通气治疗。

7. 病人准备 病人取平卧或半卧位，人工气道固定牢固。

【操作流程】

1. 准备呼吸机 正确、紧密连接呼吸机各管道接口、细菌过滤器、模拟肺；温湿化器内加入灭菌注射水至水位线。

2. 连接设备 与设备带连接呼吸机压力、氧气设备、电源设备。

3. 打开呼吸机 依顺序打开呼吸机各电源开关：主机—压缩机—温湿化器。

4. 调节呼吸模式 根据病人情况调节适宜的呼吸模式。

（1）同步间歇指令通气（synchronized intermittentmandatory ventilation，SIMV）。

（2）压力支持通气（pressure - support ventilation，PSV）。

（3）持续气道正压通气（continuous positiveairwaypressure，CPAP）。

（4）呼气末正压通气（positive end－expiratory pressure，PEEP）。

（5）间歇正压通气（intermittent positive pressureventilation，IPPV）。

5. 调节呼吸参数　根据病人情况调节适宜的呼吸参数。

（1）呼吸频率（f）　控制通气成年人为12～20次/分；阻塞性肺疾病为12～15次/分；限制性肺疾病为18～24次/分。

（2）潮气量（TV）　5～15ml/kg。

（3）吸/呼时间比（I∶E）　呼吸功能正常为（1∶1.5）～2；Ⅰ型呼吸衰竭为（1∶1）～1.5；Ⅱ型呼吸衰竭为（1∶1.5）～5。

（4）触发灵敏度（sensitivity）　压力触发为－0.5～－2cmH_2O；流量触发为1～3L/min。

（5）吸气峰压力（peak inspiratory pressure，PIP）　一般为15～20cmH_2O，最高可调至30cmH_2O。

（6）呼气末正压（PEEP）　一般为8～15cmH_2O。

（7）压力支持通气（PSV）　一般为5～15cmH_2O。

（8）吸入氧浓度（FiO_2）　＜50%（最初半小时可调节至＞60%）。

6. 测试　测试呼吸机性能是否完好，连接模拟肺进行试通气，呼吸机运行正常，无报警声，则呼吸机性能完好。

7. 连接 将呼吸机与病人人工气道相连接进行机械通气。

8. 观察 观察机械通气效果。

9. 后续处理 安置病人、整理床单位、用物，洗手、记录。严密观察病情变化，做好机械通气相关护理。

【注意事项】

意识障碍者向家属解释，使其理解。充分吸引呼吸道分泌物，保持呼吸道通畅。

七、人工气道

【技术简介】

人工气道是指通过鼻腔或口腔或在气管切开处置入导管而形成的呼吸通道。目的是维持人工气道的功能、保持呼吸道的持续通畅、预防可能引起的并发症。适应于建立人工气道（经口或经鼻气管插管、气管切开）的病人。

【操作准备】

1. 病情评估

（1）人工气道方式　经口或经鼻气管插管、气管切开。

（2）痰液黏稠度分度　分为三度，根据痰液黏稠度评估结果，决定湿化方式和湿化程度。

Ⅰ度（稀痰）：如米汤或泡沫样，吸痰后负

压吸引接头内壁上无痰液滞留。

Ⅱ度（中度黏痰）：痰液外观较Ⅰ度黏稠，吸痰后有少量痰液滞留在负压吸引接头内壁，易被水冲洗干净。

Ⅲ度（重度黏痰）：痰液外观明显黏稠，常呈黄色，吸引时吸痰管常因吸不出痰液而塌陷，吸痰管内壁上滞留大量痰液，且不易被水冲净。

（3）自主排痰能力　评估病人有无咳嗽排痰无力。病人通过自主咳嗽能将痰液排出气管导管口外，仅需对病人实施协助排痰法；反之，则需对病人采用负压吸引排痰法。

（4）病情　观察病人生命体征，尤其是呼吸、心率、指脉氧饱和度。

2. 环境准备　病房安静、整洁、安全、通风良好，温度适宜，减少人员流动。

3. 物品准备　人工气道固定胶布、牙垫或气管导管固定器、电源及氧气设备、负压吸引装置、一次性吸痰管（或密闭式吸痰管）、无菌手套（或无菌镊子）。

4. 护士准备　核对病人，向病人解释人工气道护理的目的、意义及配合方法。

5. 病人准备　病人取平卧或半卧位。

【操作流程】

1. 人工气道的固定

（1）经口气管插管的固定

①剪一条长约35cm、宽约5cm的胶布，从一

端中间剪开 30cm（呈 Y 形），未剪开的一端固定在一侧颊部，将气管插管靠向口腔的一侧，剪开的一端胶布以气管插管外露部分为中心，固定导管及牙垫后，交叉固定在另一颊部。为防止因咳嗽或病人高坐位时导管脱出，可用一根带子固定导管和牙垫后绕颈后于一侧面颊部打一死结。

②自带牙垫的气管导管固定方法：此种导管加厚部分的长度为 6～8cm，厚度为 2mm，此部分功能类似于牙垫。使用此种导管时无须用牙垫，固定方法同经口气管插管。

③Thomas 气管插管固定器：粘贴带可快速在病人的颈部固定，不需要移动头部。就算弄湿头发，固定带也不会贴着头发。快速螺旋确保气管内管固定，可用于各种型号的气插导管固定，并可快速除下固定器。上面的孔可作吸引用。

（2）经鼻气管插管的固定　剪一根长约 10cm、宽约 5cm 的胶布，从一端中间剪开 7cm（呈 Y 形），未剪开的一端固定鼻翼部，剪开的一端胶布分别环绕在气管插管的外露部分后，最后固定在鼻翼部。

（3）气管切开置管固定　准备两根寸带，一长一短，分别系于套管的两侧，将长的一根绕过颈后，在颈部左侧或右侧打一死结，系带松紧度以容纳一个示指为宜。气管切开口处以无菌敷料覆盖，胶布固定。也可用一次性手术敷料覆盖切口，不需用胶布固定。

2. 人工气道湿化的方法

（1）保证充足的液体入量　机械通气时，液体入量保持每日 2500～3000ml。呼吸道湿化必须以全身小失水为前提，如果机体液体入量不足，即使呼吸道进行湿化，呼吸道的水分会进入失水的组织中，呼吸道仍然处于失水状态，所以，必须补充机体足够的液体入量。

（2）呼吸机的电热加温湿化器　在温湿化器内加入适量（每种温湿化器均有刻度标识）的无菌注射用水，打开电源开关，使吸入气的温度为37℃，相对湿度 100% 为最佳。

（3）气道内持续滴入湿化液　当痰液黏稠度为Ⅱ～Ⅲ度时，临床上常采用此法。常用湿化液主张应用 0.45% 的氯化钠或 1.25% 碳酸氢钠溶液。在人工气道外接三通呼吸回路管，以静脉输液泵或微量注射泵泵入的方式，以 2～6ml/h 持续泵入以湿化气道。

（4）雾化吸入　呼吸机雾化是将雾化液（生理氯化钠溶液、黏液分解剂或支气管解痉剂等药物）注入雾化器内后连接呼吸机，打开雾化开关，自动雾化 15 分钟。超声雾化吸入方法是将雾化液注入超声雾化器内后，将雾化管道连接于人工气道外接二通呼吸回路管的一端，打开雾化开关。

（5）温－湿交换器（heat and moisture exchanger，HME）　温湿交换器又称人工鼻，是由数层吸水材料及亲水化合物制成的细孔网纱结构的装置，使用时一端与人工气道连接，另一端与呼吸机管路连接，也可用于未用呼吸机病人。使用原理是病人呼气时将呼出的水分及热量储存在人工鼻内，当吸气时对吸入气进行温湿化，以尽量达到正常人鼻腔对吸入气体温湿化的功能。

3. 人工气道分泌物吸引

（1）评估吸痰的指征　听诊有痰鸣音、病人咳嗽并有痰液、机械通气时气道压力增高或压力增高报警。

（2）分泌物吸引

①开放式吸引法：准备用物，向病人解释吸痰目的，取得配合，洗手、戴口罩，观察意识、面色、心率、呼吸、氧饱和度；吸纯氧（或提高氧浓度）2~3分钟。调试负压吸引器压力（80~120mmHg）；吸痰管连接负压吸引器、用无菌镊子（或无菌手套）夹取吸痰管；分别吸气道，口咽部、鼻腔，直到吸尽为止。吸痰过程中注意无菌操作，动作轻柔，密切观察病人意识、面色、表情、心率、呼吸、指脉氧饱和度。吸痰完毕，再次吸纯氧（或提高氧浓度）2~3分钟，2~3分钟后调整吸氧浓度至吸痰前水平。听诊双肺呼吸音，评估痰鸣音是否消失或减少。观察意识、面色、心率、呼吸、指脉氧饱和度。观察气道压力。

②密闭式吸痰：吸口腔及鼻腔分泌物的操作程序同开放式吸痰，区别在于吸痰过程，吸痰管一直在无菌密封袋内，通过专用接头与人工气道

相连接进行吸痰，操作者无须戴无菌手套。

4. 气管插管导管气囊的管理

（1）气囊充气量　用气囊测压器可准确测量气囊的压力。高容低压气囊导管其气囊压在25～30cmH_2O既可有效封闭气道，又不高于气管黏膜毛细血管灌注压，可预防气道黏膜缺血性损伤、气管食管瘘及拔管后气管狭窄等并发症的发生。

（2）气囊充气技术　包括最小漏气技术和最小闭合容量技术。在一定的程度上可将气囊对气管壁的损伤降至最小，且不易发生误吸和影响潮气量，不必定时放松气囊。

①最小漏气技术：即在吸气高峰允许有小量气体漏出。方法：由2个人同时操作，在机械通气时，一人将听诊器放于病人气管处听取漏气声，另一人用10ml注射器向气囊内缓慢注气直到听不到漏气为止，然后换用1ml注射器从0.1ml开始抽出气体，同时观察病人的通气量，直到在吸气高峰听到有少量气体漏出，而病人的通气量无明显改变为止。操作中应防止，过量漏气触发低通气量报警。

②最小闭合容量技术：方法为一人听诊，一人向气囊缓慢注气，直至听不到漏气为止，然后抽出0.5ml气体时又可听到少量漏气声，再从0.1ml开始注气，直至吸气时听不到漏气声为止。操作时首选低压高容量气囊气管导管。

（3）气囊管理

①机械通气者，需持续气囊充气，不需要放气，但每天要监测气囊压力3次，以保证充足的充气量密封气道。

②未使用机械通气者，气囊可不充气。但昏迷、有呕吐易引起误吸者，或进食前后半小时者，建议气囊充气以防引起误吸。

（4）清除气囊上方滞留物的方法　应用可冲洗的气管插管（切开）导管，气囊充分充气，半卧位，通过专用吸引通道吸尽气囊上方分泌物，并可用0.9%氯化钠溶液反复冲洗，以达到充分吸尽分泌物。研究证明，长期机械通气病人予持续声门下（气囊上方）吸引可降低呼吸机相关肺炎的发生率。

5. 后续处理　安置病人、整理床单位、整理用物，洗手、记录，观察病人病情。

【注意事项】

（1）需将气管导管固定牢固，防脱落。胶布潮湿后及时更换。

（2）系带不能打活结，需将气管导管固定牢固，防脱落。系带打湿后及时更换。以避免湿系带下后成硬绳索，勒伤颈部皮肤。

（3）湿化器使用过程中及时添加无菌注射用水，保证吸入气的温湿度。

（4）雾化时需适当降低呼吸机的吸入潮气量，以防止气压伤。

（5）当病人呼吸道分泌物多及呼吸道出血较多时慎用，以防分泌物堵塞气道。建议24小时更换1次。当人工鼻内水分较多影响病人的潮气量时及时更换。

八、中心静脉压监测

【技术简介】

中心静脉压（central venous pressure，CVP）是上、下腔静脉进入右心房处的压力，通过上、下腔静脉或右心房内置管测得，它反映右房压，是临床观察血流动力学的主要指标之一。它受右心泵血功能、循环血容量及体循环静脉系统血管紧张度3个因素影响。目的是评估右心功能及有效循环血容量，指导临床液体治疗。适应于严重创伤、各类休克及急性循环功能衰竭等危重病人；各类大手术，尤其是心血管、颅脑和腹部的大手术；需接受大量、快速输血补液的病人。禁忌证为凝血机制严重障碍者、穿刺部位皮肤感染者等。

【操作准备】

1. 病情评估

（1）评估病人的病情、心理状态及合作程度，初步判定穿刺的难易程度（如病人躁动不安，呼吸窘迫时穿刺难度较大，易发生并发症）。

（2）评估中心静脉置管情况

①中心静脉导管置管部位：首选锁骨下静脉，

其次为颈内静脉，经股静脉测压易受腹内压增高等因素的影响，准确性较上腔静脉要差，因此，不作为常规选择。

②中心静脉导管置入位置：经X线检查确认导管位于纵隔右侧的上腔静脉内，导管尖端位于气管隆嵴之上，并清晰显现；记录导管上的厘米刻度判断导管位置是否改变，导管置入长度一般为右侧12～13cm，左侧14～15cm。

③中心静脉导管类型：选择双腔或多腔静脉导管，测压管的开口应位于导管的头端，避免测压过程中与输液相互干扰。

④穿刺点的局部情况：检查穿刺点有无红、肿、热、痛及分泌物。

（3）评估监护设备　监护仪有无配备压力模块，可以显示压力波形及数值；压力传导组与压力模块是否匹配，可否正常连接；压力袋是否充气良好、无漏气，压力最高可达到300mmHg；如无监护仪或压力模块，评估有无测压尺。

2. 环境准备　病室清洁、整齐、安全，无扬尘。

3. 物品准备　压力模块、压力袋、压力传导组、肝素氯化钠溶液（配制方法为将12 500U肝素钠溶于10ml 0.9%氯化钠溶液，取1ml加入500ml 0.9%氯化钠溶液中，即2U/ml肝素氯化钠溶液）、无菌治疗盘。

4. 护士准备　核对医嘱，洗手戴口罩，检查无菌物品的有效期及无菌状态，携用物到病人床旁；核对病人，向病人解释进行 CVP 监测的目的及注意事项。

5. 病人准备　保持病人体位正确；测压管导管夹关闭。

【操作流程】

1. 连接压力套装　将肝素氯化钠溶液装入压力袋中，压力袋充气至 300mmHg；应用无菌技术将压力传导组与肝素氯化钠溶液连接；压力传导组排气，同时依次将三通排气，应用无菌技术连接中心静脉导管的测压管；安装压力模块，将压力模块与压力传导组相连。

2. 传感器校零　打开测压管导管夹，挤压快速冲洗阀，肝素氯化钠溶液冲洗中心静脉导管，保持导管通畅；将压力换能器定位于平病人右心房水平，即平病人的腋中线水平；调节压力模块，依次调整测压标尺、压力标名；调节测压装置三通，关闭病人端改与大气相通，选择模块传感器校零，监护仪上 CVP 检测波形为直线，数值为“0”。

3. 测量 CVP 的数值　关闭与大气相通端三通，接通病人端三通；监护仪上出现 CVP 的数值与波形；读取数值（单位为 mmHg）。

4. 后续处理　设定报警线；安置病人、整理床单位；核对医嘱并处理用物，洗手、记录。

【注意事项】

（1）导管、各个连接管及三通内应无气泡，各接口必须连接紧密。

（2）传感器校零前必须冲洗导管保持通畅，病人变更体位需重新传感器校零；固定换能器时，护士应保证视线与病人腋中线相平，CVP 波形显示清晰方可读取数值。

（3）管留置期间应常规检查重力滴速、敷料是否干燥、导管位置是否正确、接头是否牢固以及连接是否紧密。

九、有创动脉压监测

【技术简介】

动脉血压（arterial blood pressure，ABP）可以反映心排血量和外周血管阻力，其与血容量、血管壁弹性、血浆黏稠度等因素有关，是血流动力学监测的重要指标之一。其中有创动脉压监测是将动脉导管置入周围动脉内直接测量动脉内血压的方法，可以反映动脉压的动态变化。特别是低心排血量时，无创血压测量值可能失真，不能及时反映治疗措施对血压的影响，而有创动脉测压则可以实时动态显示动脉血压的数值及波形。同时经动脉置管也是采取动脉血标本的理想途径，避免了反复穿刺操作，减少病人痛苦。持续、动态监测动脉血压变化，根据动脉波形变化判断心肌收缩能力。适应于血流动力学不稳定或有潜在危险的病人；复杂大手术的术中和术后监护；需用血管活性药物调控血压的病人；心肺复苏后的病人；需低温或控制性降压的病人；需反复取动脉血样的病人。严重凝血功能障碍和穿刺部位感染、血管病变者为相对禁忌证的病人。

【操作准备】

1. 病情评估

（1）评估病人的病情、心理状态及合作程度。

（2）评估动脉穿刺途径，首选桡动脉，其次为足背动脉、股动脉、肱动脉及腋动脉。

（3）评估掌弓侧支循环（Allen 试验法）病人受检侧前臂抬高至心脏水平以上，术者用双手拇指分别摸到桡、尺动脉搏动。嘱病人做 3 次握拳和松拳动作，压迫阻断桡、尺动脉血流，直至手部肤色变苍白。放平前臂，只解除尺动脉压迫，观察手部肤色转红的时间。正常为 5～7 秒；0～7 秒表示掌弓侧支循环良好；8～15 秒属可疑；>15 秒属掌弓侧支循环不良，禁忌使用桡动脉穿刺插管。

2. 环境准备　病室清洁、整齐、安全，无扬尘。

3. 物品准备　压力模块、压力袋、压力传导组、肝素氯化纳溶液（同 CVP 用）、无菌治疗盘、动脉套管针（根据病人血管粗细选择）、5ml 注射器、无菌手套、无菌治疗巾及 1% 普鲁卡因、夹板及绷带等。

4. 护士准备　核实医嘱，洗手戴口罩，检查无菌物品的有效期及无菌状态，携物品到病人床旁。核对病人，向病人解释进行有创动脉压监测的目的及注意事项。

5. 病人准备 保持病人体位舒适。

【操作流程】

1. 桡动脉穿刺置管

（1）病人取平卧位，前臂伸直，掌心向上并固定，腕部垫起。手背屈曲60°。

（2）术者左手中指摸及桡动脉搏动，示指在其远端轻轻牵拉，穿刺点在搏动最明显处远端约0.5cm。

（3）常规消毒皮肤，术者戴无菌手套，铺无菌巾，用1%普鲁卡因做浸润麻醉至桡动脉两侧，以免穿刺时引起桡动脉痉挛。

（4）套管针与皮肤呈30°角，与桡动脉走行相平行进针，当针头穿过桡动脉壁时有突破的穿透感，并有血液呈搏动状涌出，证明穿刺成功。

（5）将套管针放低，与皮肤呈10°角，再将其向前推进2mm，使外套管的圆锥口全部进入血管腔内，用手固定针芯，将外套管送入桡动脉内并推至所需深度，拔出针芯，置管成功。

（6）固定好套管针，必要时用小夹板固定手腕部。

2. 连接压力套装

（1）将肝素氯化钠溶液装入压力袋中，压力袋充气至300mmHg。

（2）应用无菌技术将压力传导组与肝素氯化钠溶液连接。

（3）压力传导组排气，应用无菌技术连接动脉导管。

（4）安装压力模块，将压力模块与压力传导组相连。

3. 传感器校零

（1）挤压快速冲洗阀，肝素氯化钠溶液冲洗动脉导管，保持导管通畅。

（2）固定压力换能器，平病人右心房水平（即平病人的腋中线水平），并随病人体位变化而改变。

（3）调节压力模块，依次调整测压标尺、压力标名、传感器校零。

（4）调节测压装置三通，关闭病人端，改与大气相通，选择模块传感器校零，监护仪上ABP检测波形为直线，数值为“0”。

4. 测量ABP的数值　关闭与大气相通端三通，接通病人端三通，监护仪上出现ABP的数值与波形，ABP波形显示清晰方可读取数值（单位为mmHg）。

5. 后续处理　设定报警线，安置病人、整理床单位，核对医嘱并处理用物，洗手、记录。

【注意事项】

（1）桡动脉穿刺前必须判定尺动脉血流是否足够。

（2）评估监护仪有无配备压力模块，可以显示压力波形及数值。压力传导组与压力模块是否匹配，可正常连接。压力袋是否充气良好、无漏气，压力最高可达到300mmHg。

（3）提高一次性置管成功率，尽量减轻动脉损伤，置管成功后要妥善固定导管，避免移动，穿刺点局部每日评估及换药。

（4）各接口必须连接紧密，导管、连接管及三通内应无气泡。

（5）传感器校零前必须冲洗导管保持通畅，病人变换体位需重新传感器校零，固定换能器时要保证视线与病人腋中线相平。

十、肺毛细血管楔压监测

【技术简介】

肺毛细血管楔压（pulmonary arterial wedge pressure，PAWP）也称肺动脉楔压，是临床上进行血流动力学监测时最常用，也是最重要的一项监测指标。肺动脉楔压测量方法通常是应用Swan－Ganz导管经血流漂浮并楔嵌到肺小动脉部位，阻断该处的前向血流，此时导管头端所测得的压力即是肺动脉楔压。肺动脉楔压能反映左室充盈压，可用于判断左心室功能及有效循环血容量，指导临床抢救治疗。适应于急性心肌梗死伴休克的病人；原因不明的严重低血压病人；多器官功能障碍的病人；肺动脉高压的病人；低心排综合征的病人；血流动力学不稳定须用强心药或主动脉球囊反搏维持的病人。在导管经过的通道上有严重的解剖畸形，导管无法通过或导管置入可使原发疾病加重，如右心室流出道梗阻、肺动脉瓣或三尖瓣狭窄、肺动脉严重畸形等；或有严重凝血功能障碍的病人禁用。

【操作准备】

1. 病情评估

（1）评估病人的病情、心理状态及合作程度。Swan－Ganz 导管仅在明确诊断或指导治疗的意义超过其置管危险性及相关并发症时方可应用。

（2）评估 Swan－Ganz 导管置入途径。右侧颈内静脉是最佳途径，导管可以直达右房，并发症少，容易成功；经颈内静脉和锁骨下静脉穿刺时病人取头低脚高位，且头偏向对侧，保持 30°角头低位或头后低位；经股静脉置管时，病人应取平卧位，平伸双下肢，使被穿刺肢体稍外展；经过贵要静脉穿刺时，病人可取平卧或半卧位，使被穿刺肢体外展 45°～90°。

（3）评估监护设备。

2. 环境准备 病室清洁、整齐、安全，无扬尘。

3. 物品准备 压力模块、压力袋、压力传导组、肝素氯化钠溶液（配制方法同 CVP）、无菌治疗盘、无菌手套、Swan - Gianz 导管 1 套、敷料包 1 个（内有无菌手术衣 2 件、中单 2 条）、器械包 1 个（持针器、缝合针及线、无菌剪刀、镊子、手术刀片、治疗巾、大纱球），二通板、三通板，注射器若干支，普鲁卡因、利多卡因、生理氯化钠溶液及急救药品及物品。

4. 护士准备 核对医嘱，洗手戴口罩，检查无菌物品的有效期及无菌状态，与医师共同携用物到病人床旁。核对病人，向病人解释操作目的及注意事项。

5. 病人准备 根据置管部位摆放病人体位，穿刺部位局部皮肤清洁、干燥，必要时备皮。严格皮肤消毒。

【操作流程】

1. 置入 Swan - Ganz 导管

（1）用肝素氯化钠溶液冲洗穿刺器械、连接管及 Swan - Ganz 导管。

（2）医师应用 Seldinger 方法将外套管插入静脉内，然后将 Swan - Ganz 导管经外套管小心送至中心静脉。

（3）将远端腔接口连接好压力换能器并校零，确认监护仪上可准确显示导管远端开口处的压力变化波形。

（4）导管前端进入右心室后，将气囊充气，导管顺血流向前缓慢推进，监测压力波形变化，直至 PAWP 波形出现，立即放气。

2. 测量 PAWP 的数值

（1）Swan－Ganz 导管到达满意的肺动脉位置，冲洗导管后，呈现典型肺动脉压力波形。

（2）气囊充气 1ml 后出现 PAWP 波形，放气后又再现肺动脉压力波形。

（3）读取气囊充气后的 PAWP 数值（单位为 mmHg）。

3. 后续处理　固定导管，设定监护仪报警线；安置病人、整理床单位；核对医嘱并处理用物；洗手、记录。

【注意事项】

（1）Swan－Ganz 导管置入术需严格术野准备，消毒铺巾，术者需刷手、穿手术衣戴无菌手套。

（2）根据波形插入 Swan－Ganz 导管是最常用的方法，护士应熟悉各个波形变化。

（3）如果气囊放气不能立即出现肺动脉压力波形，或气囊充气不到 0.6ml 即出现 PAWP 波形，提示导管位置过深；如果气囊充气 2ml 以上才出现 PAWP 波形，则提示导管位置过浅；导管位置不当应及时调整。

十一、心排血量监测

【技术简介】

心排血量（cardiac output，CO）是指左或右心室每分钟射入主动脉或肺动脉的血容量。测定心排血量对于心功能的判断，计算血流动力学其他参数，如心脏指数、外周血管总阻力等，以指导临床治疗都具有十分重要的意义。应用 Swan - Ganz 漂浮导管，以温度稀释法测定 CO 在临床应用广泛。在正常情况下，左、右心室的输出量基本相等，但在分流量增加时可产生较大误差。目的是判断心功能、诊断心力衰竭和低心排血量综合征。

【操作准备】

1. 病情评估 评估病人的病情、心理状态及合作程度；评估 Swan - Ganz 导管置入是否成功；评估有无 CO 监测模块或连续心排血量监测仪。

2. 各项操作准备 同第六章“十、肺毛细血管楔压监测护理配合”。

【操作流程】

（1）连接 CO 监测模块或连续心排血量监测仪。

（2）测量 CO 的数值

①温度稀释法：通过 Swan - Ganz 导管的 CVP 端口 4 秒内快速注入 0 ~ 4℃ 冷生理氯化钠溶液 10ml，该盐水与心内的血液混合，使温度下降，温度下降的血流到肺动脉处，通过该处热敏电阻监测血温变化。其后低温血液被清除，血温逐渐恢复。Swan - Ganz 导管的热敏电阻感应的温度变化，记录温度稀释曲线。通过公式计算出 CO。

②连续 CO 测定：需要用六腔 Swan - Ganz 导管，连接连续心排血量监测仪，采用定温热源，

定时发放，可以连续显示 CO 的数值，并绘制图表和趋势曲线，以便判断病情的变化趋势。

③后续处理：固定导管，设定监护仪报警线；安置病人、整理床单位；核对医嘱并处理用物；洗手、记录。

【注意事项】

注意事项同第六章“十、肺毛细血管楔压监测护理配合”。

十二、脉搏血氧饱和度监测

【技术简介】

脉搏血氧饱和度（pulse oxygen saturation，SpO_2）监测能够连续无创观察动脉血氧饱和度，及时评价血氧饱和度和（或）亚饱和度状态，了解机体氧合功能，尽早发现低氧血症，提高麻醉和重危病人的安全性；尽早探知 SpO_2 下降可有效预防或减少围手术期和急症期的意外死亡。由于使用方便、反应快速、记录准确、耐受性好，在临床上得到广泛应用。

【操作准备】

1. 病情评估　评估病人的病情（如有无偏瘫及贫血）、心理状态及合作程度；评估病人的手指厚度、肤色、皮肤温度，指甲是否过长，是否涂指甲油，有无灰指甲或同侧手臂是否在测量血压；评估监护设备有无配备血氧监测模块，可以显示血氧饱和度波形及数值；指套式光电传感器与压力模块是否匹配。

2. 环境准备 病室清洁、整齐、安全。

3. 物品准备 监护仪、血氧监测模块、指套式光电传感器。

4. 护士准备 核对医嘱，洗手戴口罩，携用物到病人床旁；核对病人，向病人解释进行 SpO_2 监测的目的及注意事项。

5. 病人准备 保持病人体位舒适；手指清洁、干燥。

【操作流程】

1. 连接血氧监测模块和指套式光电传感器 SpO_2 是根据血红蛋白具有光吸收的特性设计而成，由于氧合血红蛋白和还原血红蛋白对两个不同波长的光吸收特性不同，氧合血红蛋白吸收可见光，还原血红蛋白吸收红外线，根据分光光度计比色原理，一定量的光线传到分光光度计探头，光源和探头之间随着动脉搏动性而吸收不同的光量并转变为电信号，通过模拟计算机及数字微处理机，将光强度数据转换为搏动性的 SpO_2 百分比值。

2. 显示波形 监护仪显示 SpO_2 波形及数值。

3. 后续处理 设定报警线高限为 100% 或 OFF，低限为开机自动设置 90%；安置病人、整理床单位；核对医嘱、洗手、记录。

【注意事项】

（1）应用指套式光电传感器测量时，需将传感器套在病人手指上，因此，必须评估病人的手指情况以减少对测量值的干扰。

（2）指套式光电传感器佩戴在病人手指上时，光发射管与光检出器的位置应互相对应，所有发射的光线均穿过病人的组织，进行指端监测时光发射管应照射于病人的指甲部位。

十三、持续脑电图监测

【技术简介】

脑电图（electroencephalography，EEG）监测是将脑细胞的自发放电活动通过放大器放大并描记在纸上的一种客观记录大脑功能状态的监测方法。持续脑电图监测的方法有2种：一种是由病人随身携带一个电子盒及记录设备的监测称动态脑电图（AEEG）；另一种是固定在实验室内同时带有摄像扫描装备，记录病人的临床表现称视频脑电图（VEEG）。目的是用于癫痫的诊断、分型，判断癫痫的预后和分析疗效；脑功能受损以及脑死亡的辅助诊断。适应于癫痫持续状态、急性局灶性脑缺血、昏迷、重型颅脑外伤、颅内压增高、神经外科手术中的应用。烦躁病人在未使用镇静剂前不宜进行脑电图检查。

【操作准备】

1. 环境准备　光线较暗、安静的屏蔽室。室温18～25℃，湿度50%左右。温度过高病人容易出汗，头皮电极易脱落；温度过低病人易寒战，产生肌电干扰；湿度过高棉胶剂不易干，电极粘不牢。

2. 物品准备 数字化视频脑电图长程监测系统、电极、软尺、标记笔、75%乙醇、导电膏、棉胶剂、胶布、棉签、纱布、丙酮、急救车、地西泮注射液、氧气、吸痰器等。

3. 护士准备 询问病人既往癫痫发作的时间、特点，以便有针对性地加强观察。入室检查前，询问病人是否正常进食，以防发生低血糖影响检查结果。

4. 病人准备

（1）让病人及家属了解检查的目的、方法及注意事项，以便配合。同时了解如在检查中癫痫发作，无须紧张，医务人员会随时采取有效措施。

（2）一般病人在检查前2～3日在医师的指导下酌情停服药物，因常用的抗癫痫药物会引起背景波的改变，停药期间应卧床休息，避免外出，专人陪护；对发作频繁的病人酌情减药或不停药，以免药物突然中断会引起发作，影响治疗效果。

（3）癫痫病人检查前24小时遵医嘱部分睡眠剥夺（睡眠时间3～4小时）或完全睡眠剥夺（睡眠时间<2小时）。

（4）检查前1日为病人洗头，仔细洗净头屑及油脂，禁用发油、护发素和发胶；头皮有感染者应先予以控制；头发多且长的病人嘱其尽可能把头发剪短，小孩不配合者剃全头，如准备手术的病人也予剃全头，以保证头皮与电极接触良好。

（5）监测当日穿衣服要适当，不能过多或过少，尽量不穿化纤类衣服。

【操作流程】

（1）打开主机、打印设备及摄像头电源。

（2）病人取平卧位，针对意识障碍的病人，护士应守护在床旁，必要时置床挡。

（3）依照拟定的检查方案准确地为病人安置导联电极。在检查部位涂好导电膏，将电极按压在导电膏上，电极周围涂抹棉胶剂，固定电极。

（4）将安置好的导联电极连接到放大器相对应的接口，并查对。

（5）将病人信息资料输入工作站，准备记录。

（6）进入操作系统，开始采集病人脑电波形，并打开摄像系统进入全程视频监测。

（7）检查过程中，尽量减少头部的移动，防止电极脱落。并根据病人病情行相应的诱发试验，如过度换气、闪光刺激等。

（8）护理观察

①仪器的工作情况是否正常，如有问题，及时处理。

②各个电极与头皮是否接触良好，导线放置是否适宜，脑电图的基线是否平稳。

③密切观察及倾听病人及家属的主诉，观察病人临床表现及脑电波的改变。

④如在监测过程中发现脑电图有异常节律改变时，应警惕癫痫发作的可能，需密切观察。一旦有癫痫发作，应观察病人的意识、瞳孔、呼吸、面色，发作开始的部位、演变过程，有无大小便失禁等，发作后观察有无定向障碍或肢体瘫痪等，并予详细记录，这对癫痫的定位、诊断有一定的意义。

⑤采集完毕后停止记录，断开电极与放大器连接，撤除病人头部导联电极。用密度为0.79g/ml丙酮浸润电极周围棉胶剂1～2分钟后可取下电极，并用丙酮擦干净病人头发、头皮上的棉胶剂。告知病人及家属棉胶剂不可能一次就清洗干净，不要太用力，以免擦伤头皮。

（9）结合病人病情给予抗癫痫药物。

（10）结合影像资料分析采集到的视频脑电图。

【注意事项】

（1）监测期间病人应避免过多的活动、少吃零食，并要保证一直在视频监测范围之中，如有家属看护，要避开镜头，以免影响监测结果。有发作时及时按标记按钮，并做好记录。

（2）丙酮有腐蚀性，使用时应保护病人眼、鼻、口、耳。另外，丙酮为易燃物品，储存时防热、防火、防阳光直射。

十四、冰帽使用操作

【技术简介】

冰帽降温是指利用局部降温的方法，将内层含有冰块或其他制冷物质的帽子或材料置于病人头部，用以降低脑温、防止脑水肿、减轻脑细胞损害的方法。适应于脑出血、脑水肿、中枢性高热、亚低温治疗。体温不升者禁用。

【操作准备】

1. 病情评估　评估病人的一般情况，了解病人的病情、诊断；测量病人的生命体征，特别是体温；观察病人头部、耳郭、枕后的皮肤情况。

2. 环境准备　清洁、安静、通风、抢救方便的房间，室温在 18 ~ 22℃。

3. 物品准备　冰帽、治疗巾、橡胶单、中单、纱垫或海绵。

4. 护士准备　熟悉冰帽的使用方法。

5. 病人准备　了解该操作的目的和注意事项，以便配合。

【操作流程】

（1）操作前查对病人姓名、床号以及医嘱。

（2）铺橡胶单及中单放病人头下。

（3）从冰箱冷冻室中取出冰帽，在冰帽中铺治疗巾。

（4）将病人头部置于冰帽内，并用海绵或纱垫置于病人的两耳郭及枕颈部。

（5）每30分钟测量一次体温。如为亚低温治疗或危重病人需严密观察体温变化者，应使用肛温监测，将肛温传感器前端用液状石蜡润滑，插入直肠10cm，并用胶布将肛温传感器固定在病人大腿内侧。保持肛温在32～35℃。

（6）定时观察冰帽温度，及时更换。将使用过的冰帽用75%的乙醇擦拭消毒后继续放入冰箱冷冻室内，以备下次使用。

（7）及时观察病人各项生命体征、瞳孔变化及耳郭皮肤情况并记录。

（8）去除冰帽后，如头部中单浸湿，应及时更换。

（9）停用冰帽机时要关机，拔掉电源。取出肛温传感器，不可用力拉拽或打折。

（10）后续处理　擦净肛温传感器并用75%乙醇擦拭消毒备用；倒净冰帽内的水，用75%乙醇擦拭消毒后，放在阴凉通风处晾干备用；整理床单位。

【注意事项】

（1）定时观察病人的肛温变化，根据肛温调节冰帽机的设定温度。

（2）密切观察病人各项生命体征、瞳孔、病情变化及头部、耳郭皮肤情况并记录。

（3）保持冰帽内治疗巾及病人头部下方的中单干燥，如有潮湿及时更换。

（4）在使用冰帽机过程中，主机应放置平

稳，搬运时尽量避免振动。保持进、出水管通畅，避免折叠。

（5）保持肛温传感器探头清洁，传感器线应避免暴力拉拽或打折。

（6）对冰帽机进行定期温度传感器进行检测，判断温度传感器是否正常，通常用与温度计对比的方法进行。取30～40℃温水少许，开机，使温度传感器与温度计同置于温水中，待传感器感测温度稳定，比较读取数值与温度计显示数值，温度相差应该小于1℃。

（7）不用时将仪器电源插头拔掉，取下传感器，仪器置于阴凉、干燥、通风良好的室内保存。

十五、降温仪使用

【技术简介】

降温仪又称冰毯机，是利用半导体制冷原理，将水箱里的水冷却后通过主机与冰毯内的水进行循环交换，促进与毯面接触的皮肤进行散热，以达到降温的目的。适应于中枢性高热、感染性高热、亚低温治疗、体外循环手术、颅脑手术等。体温不升，身体虚弱的老年病人不宜使用。

【操作准备】

1. 病情评估　评估病人的一般情况，了解病情及病因；测量生命体征；观察皮肤情况。

2. 环境准备　清洁、安静、通风、抢救方便的房间，室温在18～22℃，湿度50%～60%。尽量避免与强电磁干扰设备同时使用。

3. 物品准备 降温仪、蒸馏水、橡胶单、床单、液状石蜡、胶布。

4. 护士准备 了解仪器的使用方法及注意事项。

5. 病人准备 病人及家属了解该操作的目的、注意事项，以便配合。帮助病人脱去衣裤。

【操作流程】

1. 查对 操作前查对病人的姓名、床号及医嘱。

2. 安放主机 将主机放置在床旁或其他方便的地方，主机四个侧面与墙体或其他物体的距离需大于20cm，以利散热。

3. 检测降温仪 对降温仪进行各项指标的检测，包括：检查毯面、连接管、水箱是否漏水，开机校对温度传感器，检查接地线是否放好等。

4. 铺冰毯 将冰毯平铺于床面，上缘与床头平齐，如果冰毯较短，则应保证病人的头部至臀部置于冰毯上，使身体充分与毯面接触。冰毯下面铺橡胶单，冰毯上铺床单。

5. 打开卡子 打开冰毯进、出水卡子。

6. 插入肛温传感器 将降温仪上的肛温传感器涂上液状石蜡后缓缓插入病人肛门内10cm左右，并将传感器用胶布固定在病人大腿内侧。定时观察，保证肛温传感器在病人直肠内，不能脱出。

7. 加水 向降温仪中加蒸馏水直至液面达到

水位线。

8. 开机　插好电源，开机，设定水温，冰毯温度一般设定为 17 ~ 25℃。

9. 设定报警值　设定降温仪上肛温监测的报警上下限。

10. 保护其隐私　为病人盖上被单。

11. 控制体温变化　密切观察病人体温变化，根据体温变化及时调整冰毯温度，以每小时 0.5 ~ 1℃的速度下降到目标温度。

12. 护理观察　每小时检查病人皮肤 1 次，每 2 小时翻身 1 次，观察皮肤和肢端有无发红、发紫、破溃等，以便及时处理。及时观察病人生命体征，注意体温下降期间有无寒战、烦躁，发现异常及时报告、处理并记录。

13. 停用降温仪　关机拔下电源，关闭冰毯卡子，取出冰毯及肛温传感器。

14. 后续处理　擦净肛温传感器并用 75% 乙醇擦拭消毒备用。将冰毯内的水放出，擦拭消毒毯面，晾干，置于通风良好的房间备用，整理床单位。

【注意事项】

（1）运行过程中，毯面应平整铺放，避免折叠或皱褶，不得硬拉，以免损坏。

（2）开始降温后，毯面温度低于环境温度，若出现泄露，需及时更换床单。

（3）定期观察水位计的水位指示，使水位保持在要求的水位线处。

（4）补充水时一定要在停机的情况下进行。

十六、ICU 基础监护技术

【技术简介】

对 ICU 危重症病人实施基本的监护。

【操作准备】

病人转入 ICU 后，接诊护士应进行基本的护理评估，为基础监护做准备。

（1）意识状态　判断病人意识；查瞳孔及对光反射、肢体活动及感觉。

（2）循环状态　测量血压及脉搏；查心电图；观察周围循环、皮肤颜色、温度、湿度及完整性。

（3）呼吸状态　观察呼吸节律及频率；氧疗；血气分析结果。

（4）了解血糖及血生化的最后一次检查结果；现有静脉通路输入液体、滴速、治疗药物。

（5）检查各种引流管是否通畅，观察引流液量、颜色及性质；注意单位时间内的变化。

（6）测量体温，询问药物过敏史，了解专科护理要求。

（7）清醒病人，了解饮食、生活习惯及心理需求，以便对病人实施整体护理。

【操作流程】

1. 基础监护　所有 ICU 病人需要进行基础监护。

（1）安置心前区综合监护导联进行心电监护，持续ECG、心率监测。

（2）给予吸氧或放置人工气道、呼吸机给氧等。

（3）开放1～2条静脉通路，采用套管针或深静脉置管；严格调整入量，合理分配输入液体，用微量注射泵控制血管活性药物输入，以保持病情稳定。

（4）留置尿管，记录每小时尿量。

（5）安置好各种引流管和其他专科特殊治疗装置。

（6）向病人介绍主管护士和医师；向家属介绍探视时间和联系方法。

（7）根据病情准备所需的各种记录单。

（8）病情允许时按时协助病人更换卧位。

（9）按时采集标本，及时送检。

2. 基础护理　做好基础护理是防止各种并发症、决定总体治疗成功与否的基本条件。

（1）保持病人“三短六洁”。

1）“三短”　头发、胡须、指（趾）甲短。

2）“六洁”

①口腔洁：口腔护理，每日2次，无臭味，无残渣。

②头发洁：每周洗头1次，头发清洁、整齐，无汗味。

③手足洁：定时清洗无污垢，指（趾）甲短。

④会阴洁：会阴护理，每日2次。

⑤肛周洁：卧床病人便后清洗肛周，保持清洁无便迹。

⑥皮肤洁：病人无血渍、汗迹、污迹、胶布迹、碘酒迹。

(2) 保持各种导管位置正确通畅，固定美观，多种管道排列有序，标记清楚；按要求时间进行更换。

(3) 保持病人卧位舒适，并符合治疗、护理的要求。

(4) 床单位保持清洁、平整，中线正、四角紧，无碎屑、无汗渍、无尿渍、无血渍。

(5) 负责护士对病人做到“九知道”，即：护士了解病人的床号、姓名、诊断、病情、治疗、护理、饮食、护理问题和护理措施。

(6) 所有护理表格的书写要客观、及时、准确，内容完整，医学术语准确，要有可靠参考价值。

3. 脏器功能监护 ICU中的脏器功能监护一般按系统进行，目前较为公认的有九大系统监护。

(1) 循环系统监护

①心电图：通过连续心电示波观察，分析有无心律失常、心肌损害、电解质失调等，对有意义的波形要描记分析。

②血压：一般使用袖带听诊法间接测量血压，按病情需要决定监测的间期。

③脉搏：根据触诊脉搏的快慢、节律、充盈度、血管壁弹性等以估计外周循环状态。

④中心静脉压（CVP）：危重病人放置 CVP 管，通过测定 CVP 估计右心功能和有效循环血量，对调节输液量和速度、了解强心利尿药物的应用效果有较大的参考价值。

⑤放置 Swan－Gangz 导管：监测心脏前后负荷、心肌收缩力和心肌的氧供情况。

（2）呼吸系统监护

①一般内容：呼吸次数、节律、呼吸肌动作状态，病人是否有苍白、发绀、潮红、湿冷，呼吸机参数，观察自主呼吸与呼吸机是否同步，所设参数是否合适，呼吸形态、频率，有无低氧血症及呼吸困难，必要时及时调整。

②呼吸道：是否通畅，有无分泌物、异物梗阻，了解痰液性质、量、呼吸道刺激征，是否需要湿化或气道吸引，气管切开及气管插管防止滑脱及并发症。听诊双肺呼吸音是否对称，有无痰鸣音、哮鸣音等。

③通气力学：监测呼吸频率、潮气量、分钟通气量、吸呼比、气道压力。

④气体交换功能：通过 SpO_2、血气分析，监测 PaO_2、$PaCO_2$ 等。

（3）肾功能　包括肌酐、尿素氮测定，尿蛋白定量分析及代谢废物清除率，每小时尿量监测。

（4）水、电解质平衡与代谢　血生化：钾、钠、氯、钙、镁离子的测定，24 小时出入量平衡计算，监测输入热卡量、氮平衡、血糖、血浆蛋白等。

(5) 中枢神经系统　包括意识、瞳孔及对光反射、肢体活动、颅内压及昏迷指数评定等。

(6) 血液系统　以检查血红蛋白、血细胞比容、血细胞计数和分类、血小板等为基本监测。

(7) 出凝血状态　出凝血时间、“三 P”试验等。

(8) 肝功能　血红蛋白、白蛋白、球蛋白、丙氨酸氨基转移酶及球蛋白的絮状试验等。

(9) 胃肠系统　胃液 pH 测定及便潜血试验和细菌培养、检查腹胀、腹腔积液、腹痛、肠鸣音等。

【注意事项】

(1) 护士要有预见性和主动性，在病情变化之前能预料到将可能发生的问题，并采取必要的预防措施。

(2) 监护记录书写项目要齐全，能反映出病人动态变化、处理措施及效果。内容简明扼要，重点突出，一目了然，能提示各种潜在威胁生命的问题及参数。填写监护记录时要及时准确、全面、实事求是、定点定时。

(3) 加强安全防范措施，保证病人安全。在重症监护病房内，许多因素对病人的自我感觉是一种威胁，病人面对的是许多医疗器械，身上带有多种管道线路以及仪器发出噪声等都使病人产生紧张，失去独立并有被控制的感觉。为此监护人员应竭力创造一种安全、有益于预防和治疗监护的环境。

十七、心脏电复律

【技术简介】

心脏电复律是在短时间内向心脏通以高压强电流，使心肌瞬间同时除极，消除异位性快速心律失常，使之转复为窦性心律的方法。最早用于消除心室颤动，故亦称心脏电除颤。

1. 非同步电复律 仅适用于心室颤动和心房扑动。

2. 同步电复律 适用于心房颤动、心房扑动，室上性及室性心动过速等的复律。利用病人心电图上的 R 波触发放电，其电脉冲发放在 R 波降支。

【操作准备】

（1）向择期电复律的病人介绍电复律的意义、必要性，解除其思想顾虑。

（2）遵医嘱停用洋地黄类药物 1～3 日，给予改善心功能、纠正低钾血症和酸中毒的药物。

（3）电复律前 1～2 日口服奎尼丁，预防转复后复发，服药前做心电图，观察 QRS 波时限及 QT 间期的变化。

（4）电复律术当日晨禁食，排空膀胱。

（5）建立静脉通路，备齐心肺复苏所需的抢救设备和药品。

【操作流程】

(1) 病人仰卧于硬板床上，松开衣领，取下义齿，建立静脉通路。

(2) 进行同步电复律前，先连接好心电图机并做全导心电图，进行心电监测，选 R 波较大的导联测试电复律仪的同步性能。

(3) 用地西泮 15～30mg 缓慢静脉滴注，至病人处于昏睡状态。神志丧失或病情危急时无须使用镇静剂。

(4) 两电极板上均匀涂满导电糊或包以生理氯化钠溶液浸湿的纱布，分别置于胸骨右缘第 2、第 3 肋间和心尖部，并与皮肤紧密接触。按需要量充电，心室颤动为 200～360J，心房颤动为 100～200J，室上性心动过速为 50～100J，心房扑动和室性心动过速为 <100J。

(5) 按病情选择同步或非同步电复律，放电后立即从示波器中观察心律、心电图改变，若复律不成功，可在 3～5 分钟后重复 1 次。心室颤动的复律可重复多次，但同步电复律时一般连续电击不超过 3 次。

(6) 电复律后护理

①卧床休息 1 日，清醒后 2 小时内避免进食，以免恶心、呕吐。

②持续心电监护 24 小时，注意心律、心率变化，密切观察病情变化如神志、瞳孔、呼吸、血

压、皮肤及肢体活动情况，及时发现有无因电击而致的各种心律失常及栓塞、局部皮肤灼伤、肺水肿等并发症，并协助医师给予处理。

③继续服用奎尼丁、洋地黄或其他抗心律失常药物以维持窦性心律。

【注意事项】

（1）电复律较药物治疗效果好而快，成功率高，但电复律本身无维持窦性心律的作用，故应指导病人复律后还必须坚持用药物维持疗效。

（2）电复律后复发率高，嘱病人应有思想准备，以免影响情绪。

十八、生物洁净安全柜使用操作

【技术简介】

生物洁净安全柜为垂直单向流型局部空气净化，可有效地将不洁气溶胶密封在工作区域内，可以保证操作者的安全。

【操作准备】

生物洁净安全柜 1 台，常规消毒物品。

【操作流程】

（1）首先检查电源插头是否可靠地插入插座中，然后按下照明开关，照明灯发光时照明指示灯发黄光；按风机开关，风机运转时指示灯发绿光；按紫外线灯开关，紫外线灯发光时指示灯发紫光。

（2）为了实现工作区域的自净，请在风机与紫外线灯同时工作30分钟后再开始使用。使用时先关闭紫外线灯。使用结束后，约10分钟以后再关闭风机开关。在关闭风机开关时需按住风机开关持续3秒。

（3）工作时请不要将移门移过安全线的高度(200mm)。若将移门开口抬高至200mm以上，则有气流不能平衡的危险。

（4）其他器具的使用不得妨碍安全柜内的气流，不得妨碍作业的安全性。此外，带入安全柜内的物品要能够进行杀菌处理。

（5）请不要将物品置于吸风口中或吸风口上方，以免因吸气量减少而殃及产品的性能。

（6）当需要调节风机风速时，用安全柜操作面板上的轻触型开关进行调节。

（7）使用结束，10分钟以后再关闭风机开关，需按住风机开关持续3秒。

【注意事项】

（1）安全柜不能在室外使用。

（2）不要用挥发油、稀释剂擦拭。

（3）禁止在低温、高温、潮湿、多尘及有油烟的地方使用。

（4）禁止冲击玻璃，以免造成人身伤害。

（5）注意用电安全，以免发生火灾、触电及损害电器元件。

（6）定时检修及监测。

（7）定时更换过滤器，定时对安全柜进行杀菌处理。

（8）排风阀的开启位置已设置好，严禁改变其调定状态。

（9）在工作时严禁将移门高度超过安全高度，以免造成人身伤害。

十九、单人层流床应用操作

【技术简介】

单人层流床是经过初效过滤装置的病房空气，通过风机加压，依次通过中效和高效过滤装置后由送风板导流，以“层流”形式向下移动，将室内空气从上至下排出室外，从而使室内达到“百级”洁净标准。用于急性白血病、急性再生障碍性贫血、肿瘤放化疗病人。为重度烧伤、气管切开、剥脱性皮炎、各种大型手术后的免疫功能低下、各种易感染病人及早产婴儿提供“层流百级”的洁净环境。

【操作准备】

单人层流床（TK Bc－20），经过消毒灭菌的棉织品1套（棉被、棉褥、枕芯、大单、被套、枕套等）。

【操作流程】

（1）首先确认病房内使用该设备的电源插座，应带有良好保护接地装置的单项三线220V并有稳压措施的隔离变压器、设备各开关均处正确关闭状态后，接通隔离变压器，再用电源线将机箱与隔离变压器插座牢固连接。

（2）按下电源总开关键，接通电源。

（3）启动风机，先启动任一组风机的运行启动键，此时风机处于送风状态。另一组风机的启动程序相同，且间隔时间不得少于60秒。

（4）铺备用床。

（5）根据临床需要选择送风强度，或使用紫外线灭菌灯、日光灯。

（6）机器在运行过程中，环境温度范围在(25 ±5)℃，相对湿度范围≤70% RH。

（7）关机　关机时先依次关闭风机（一组、二组风机的停止键）、照明灯、紫外线灯后，再关闭电源总开关，并将隔离变压器与外接电源分离。

【注意事项】

（1）正式使用前和每次更换病人前，应对层流床及整个使用环境进行彻底的清洁与消毒。然后，打开风机（自净状态）24 小时，病人方可入住。

（2）开机和关机要按先后顺序进行，切勿倒置。

（3）使用过程中，应定期（1 个月）将粗效过滤材料更换清洗。更换病人时应先更换过滤材料。

（4）中效、高效过滤装置应在使用2～3 年后更换，不定期更换将影响整机的洁净度。

（5）嘱入住病人，活动时不要触及紫外线灯和日光灯管。

（6）应注意定期对层流床内的技术指标进行测试。

（7）本设备应有专人负责操作，使用中如有故障，及时与厂家联系。

第七章　内科护理技术操作指导流程

一、腹腔穿刺术

【技术简介】

为了诊断和治疗疾病，用穿刺技术抽取腹腔液体，以明确腹腔积液的性质，降低腹腔内压力或向腹腔内注射药物，进行局部治疗的方法。

【操作准备】

1. 物品准备　基础治疗盘1套、腹腔穿刺包、无菌手套、注射器（5ml、20ml、50ml各1支）、输液器、无菌培养瓶、试管、量杯、腹带及中单、卷尺、酒精灯、火柴等。

2. 药品准备　2%普鲁卡因或2%利多卡因，按医嘱准备药物。

【护理配合】

（1）查对床号、姓名，向病人解释操作目的，以取得合作。

（2）嘱病人排尿，垫中单，取半卧位或平卧位，腹腔积液少量者取左侧卧位，腰背部铺好腹带，测腹围并记录。

（3）协助术者配合定位，常规消毒皮肤，铺无菌孔巾，配合局部麻醉。

（4）术中协助留取标本，注意观察病人生命体征。

（5）操作完毕，术者取出穿刺针，按压穿刺点，用无菌纱布覆盖后固定，测腹围，束腹带。

（6）术后嘱病人卧床休息，有不适及时报告。

【注意事项】

（1）严格无菌操作，防止腹腔感染。

（2）放液速度不宜过快，放液量不宜过多，一次放腹腔积液不宜超过3000ml。观察腹腔积液颜色、性状和量并记录。

（3）术中病人如出现面色苍白、心慌、头晕、出汗、血压下降、腹痛等症状，应停止放液，安静平卧，并予输液、扩容等对症处理。

（4）如放液流出不畅，可嘱病人变换体位，以助液体流出通畅。

（5）腹腔穿刺放液术后，嘱病人暂时卧床休息。

（6）腹带不宜过紧，以防造成呼吸困难。

（7）术后穿刺处如有腹腔积液外渗，及时更换敷料，防止穿刺处感染。

二、肝脏穿刺术

【技术简介】

肝脏穿刺是由穿刺采取肝组织标本进行组织学检查或制成涂片做细胞学检查，以明确肝脏演变过程、观察治疗效果及判断预后。

【操作准备】

1. 物品准备 基础治疗盘1套、无菌肝脏穿刺包、肝脏穿刺针、无菌手套、注射器、4%甲醛溶液标本瓶、沙袋、腹带、无菌敷料、垫巾等。

2. 药品准备 普鲁卡因或利多卡因局部麻醉用药，遵医嘱准备治疗药物、生理氯化钠溶液等。

【护理配合】

（1）向病人解释操作目的、配合方法及术后注意事项。

（2）查对床号、姓名，为病人测量血压、脉搏，并记录。

（3）嘱病人术前遵医嘱用药，排小便，取平卧位，身体右侧靠床沿，并将右手屈肘置于枕后。

（4）暴露穿刺部位，腰背下铺腹带、垫巾。

（5）协助术者定位，配合常规消毒皮肤，铺无菌孔巾，配合局部麻醉。

（6）穿刺完毕后，术者立即以无菌纱布按压穿刺部位5～10分钟，用无菌敷料覆盖，协助术者取下孔巾，胶布固定后，用腹带、沙袋加压包扎4～6小时。

（7）将所抽出肝组织放入4%甲醛固定液中及时送检。

（8）清理用物，测量血压、脉搏并记录。

【注意事项】

（1）术者进针时嘱病人深吸气后屏气。

（2）穿刺过程中，注意观察病人面色、血压、脉搏的变化，如有异常通知医师立即停止操作。

（3）术后绝对卧床休息6～8小时，定时测量血压、脉搏、呼吸，如发现头晕、脉搏细弱、血压下降、面色苍白、出冷汗、烦躁不安、呼吸困难等失血征象时，及时报告医师，积极抢救。

（4）穿刺后如病人主诉疼痛，应报告医师，遵医嘱应用止痛药，同时密切观察生命体征。

（5）观察伤口有无渗血。如敷料有渗血，及时更换，防止穿刺部位感染。

三、肾穿刺活检术

【技术简介】

肾穿刺活检是用穿刺的方法取得肾组织标本进行组织学检查或细胞学检查，本方法有助于确定肾脏病的病理类型，对协助肾实质疾病的诊断、指导治疗及判断预后有重要意义。

【操作准备】

1. 物品准备　基础治疗盘1套、无菌纱布3～5块、治疗巾4块、穿刺器材、注射器、垫巾、饮水管、便盆、无菌手套、胶布、硬板床、B超机、硬枕。

2. 药品准备　局部麻醉药物、标本固定液。

【护理配合】

1. 病人及环境准备

（1）术前1日护士对病人进行肾穿刺活检术相关知识及注意事项的健康宣教。

（2）术前练习俯卧位吸气末屏气30秒。

（3）练习卧床饮水、排尿。

（4）术前一餐不宜过饱。

（5）术前排小便。

（6）术前紫外线消毒肾穿刺室40分钟。

（7）查对床号、姓名，将病人带入肾穿刺室。

2. 术后观察

（1）穿刺后，去掉腹部垫枕，整理病人衣服，采用3人搬运病人的方法，协助病人翻身平卧于病床上，臀下垫垫巾，送病人回病房。

（2）测量呼吸、脉搏、血压，每30分钟测1次，共测4次。

（3）嘱病人多饮水，留取术后前3次尿液，观察有无肉眼血尿。

（4）术后绝对平卧4小时，24小时内尽可能卧床。

（5）每30分钟巡视1次病人，满足病人生理、生活需要。

（6）询问病人有无腰痛、腹痛、心慌、恶心等不适。

（7）术后1周内避免腰部、背部受力运动，1

个月内不进行剧烈运动，半年内不从事重体力劳动。

【注意事项】

（1）有出血倾向、重度高血压未经纠正、孤立肾、肾萎缩、肾动脉瘤、妊娠晚期及不合作等禁忌证的病人不宜做此项检查。

（2）如发现明显出血（重度肉眼血尿、血压下降、明显腹痛、肾周围血肿等），应及时给予止血、补液等保守治疗，必要时输血。延长卧床时间至肉眼血尿消失或明显减轻。

（3）肾穿刺术后半年之内，原则上不能同侧肾重复穿刺。

四、胸腔穿刺术

【技术简介】

胸腔穿刺是由穿刺自胸腔内抽取积液或积气。目的以缓解压迫症状，避免胸膜粘连增厚、协助病因诊断、胸腔内注入药物。

【操作准备】

1. 物品准备 基础治疗盘 1 套、胸腔穿刺包、无菌手套、注射器（5ml、20ml 或 50ml）各 1 支、试管、量杯、垫巾、靠背椅。

2. 药品准备 2% 利多卡因 10ml，需注药者按医嘱准备。

【护理配合】

（1）查对床号、姓名，向病人解释操作目

的、术中配合的方法及注意事项，以取得合作。

（2）嘱病人排大小便，帮助病人摆放体位；协助术者定位，腰部铺垫巾。

（3）打开胸腔穿刺包，配合医师常规消毒穿刺部位，协助固定孔巾。

（4）术中注意观察病人生命体征，协助留取标本。

（5）操作完毕，术者拔出穿刺针，按压穿刺点防止出血，用无菌纱布覆盖穿刺点并用胶布固定。

（6）整理用物，洗手，记录抽取的气量或液量及其性质。

【注意事项】

（1）严格执行无菌操作，避免胸腔感染。

（2）术中病人应避免咳嗽、深呼吸及转动身体，有咳嗽症状者可遵医嘱在术前口服止咳药。术中如发生连续咳嗽或出现头晕、胸闷、面色苍白、出汗、晕厥等症状，应立即停止抽液，拔除穿刺针，让病人平卧，遵医嘱给予吸氧及对症处理。

（3）抽液或抽气速度不宜过快，量不宜过多，一般第1次抽液不超过800ml，以后每次不超过1200ml。

（4）需要向胸腔内注入药物者，抽液后接上备有药物的注射器，将药液注入。

（5）术后协助病人卧床休息，注意观察生命体征，告知病人如有不适及时报告，有病情变化及时通知医师给予处理。

（6）标本及时送检。

五、心包穿刺术

【技术简介】

心包穿刺是由穿刺自心包内抽取积液，以达到缓解压迫症状或向心包内注射药物的治疗目的。

【操作准备】

1. 物品准备　基础治疗盘1套，心包穿刺包1个（内含心包穿刺导管、穿刺针、导丝、止血钳2把、纱布数块、孔巾1块、弯盘1个），2ml、10ml、50ml注射器各1支，无菌治疗碗1个，量杯1个，无菌手套2副，试管数支，心电监护仪及心肺复苏器械。

2. 药品准备　需备心肺复苏药物、阿托品、多巴胺、局部麻醉药、2%利多卡因。

【护理配合】

（1）查对床号、姓名，向病人解释操作目的及注意事项，以取得合作。

（2）心电监护。

（3）建立静脉通路，静脉输入0.9%氯化钠溶液500ml。

（4）取半卧位或坐位。

（5）协助术者确定穿刺部位后，常规消毒局部皮肤，铺孔巾，局部麻醉。

（6）穿刺成功后，通过导丝将心包穿刺导管插入心包腔内，即可抽液。记录抽液总量，将抽出的液体按需要分别盛于试管内送检。

（7）留置导管，局部以无菌纱布覆盖，用胶布固定。

【注意事项】

（1）严格无菌操作。

（2）术中严密心电图、血压监护。

（3）抽液速度宜缓慢，防止空气进入心包内。

（4）首次抽液量以100ml左右为妥，以后每次抽液300～500ml，以免抽液过多引起心脏急性扩张。

（5）若抽出液体为血性积液，应先抽出3～5ml，如放置5～10分钟不凝固，再行抽液。

（6）术中若病人感到不适，如心跳加快、出冷汗、头晕、气短等，应立即停止操作，做好急救准备。

（7）术后静卧4小时，测脉搏、血压，每30分钟测量1次，共4次，以后24小时内，每2～4小时测量1次。

（8）观察穿刺部位有无渗血，保护伤口，防止感染。

（9）冲洗导管每日1次，以防导管堵塞。

六、膀胱穿刺术

【技术简介】

膀胱穿刺术是于耻骨联合上缘行穿刺，抽取

一定量的尿液，做尿液细菌培养。

【操作准备】

(1) 基础治疗盘1套、膀胱穿刺包1个、无菌手套1副、7号心内注射针1个、10ml注射器1支、垫巾1块、酒精灯1只、火柴。

(2) 在治疗室铺无菌盘，治疗碗置于无菌盘上方中间，内置无菌纱布、棉球；孔巾置于盘的左下角；弯盘置于无菌盘的右下角，内置7号心内注射针、10ml无菌注射器、培养瓶；无菌持物钳置于孔巾和弯盘之间。

【操作流程】

(1) 查对床号、姓名，向病人解释操作目的，以取得合作。

(2) 嘱病人最大限度地憋尿。

(3) 携用物至病人床旁或检查室，嘱病人平卧，臀下垫垫巾，叩诊其耻骨联合上为浊音，触诊此处病人有明显尿意时，方可进行穿刺。

(4) 选择穿刺点为耻骨联合上缘1cm正中部，触诊尿意最明显处，以2%碘酊、75%乙醇消毒皮肤，消毒直径为8~10cm，点燃酒精灯。

(5) 打开无菌盘，戴无菌手套，铺孔巾，暴露穿刺部位，将心内注射针头与注射器连接。

(6) 右手持注射器，左手持无菌纱布固定针头，将针与皮肤成90°角缓慢进针，到产生落空感时，表明针已进入膀胱，抽取尿液10ml左右。

（7）拔出针头，按压针眼处2～3分钟。

（8）取无菌培养瓶，瓶口及瓶塞在酒精灯火焰上方烧灼消毒，留取标本，送检。

（9）整理用物，嘱病人如厕排空尿液。

【注意事项】

（1）穿刺留尿标本前3天停用抗生素。

（2）不宜饮水太多或用利尿药，以免稀释尿液，影响结果，最好选择病人清晨第1次隔夜尿。

（3）穿刺前嘱病人憋足尿量，穿刺方能成功。

（4）腹膜炎、大量腹腔积液、妊娠晚期病人一般不做此项检查。

七、骨髓穿刺术

【技术简介】

由骨髓穿刺针进入骨髓腔，抽取适量的骨髓液滴于载玻片上，迅速送检，以协助诊断血液病、传染病和寄生虫病，了解骨髓造血情况；作为化疗和应用免疫抑制剂的参考。

【操作准备】

1. 物品准备 基础治疗盘1套、骨髓穿刺包、无菌手套、5ml和20ml注射器各1支、清洁干燥玻片6～8张、推片1张；如做骨髓培养另备细菌培养瓶、酒精灯、火柴。

2. 药品准备 局部麻醉药。

【护理配合】

（1）查对床号、姓名，向病人解释操作目

的，以取得合作。

（2）协助病人取适当体位，如在胸骨及髂前上棘穿刺，取仰卧位；在髂后上棘及棘突穿刺，取俯卧位或侧卧位；腓骨穿刺取侧卧位。

（3）暴露穿刺部位，打开骨穿包，戴无菌手套，协助术者消毒皮肤，铺无菌孔巾。

（4）协助术者抽取麻醉药。

（5）术者穿刺，抽吸骨髓，涂片。

（6）拔针，按压穿刺点，胶布固定。

（7）嘱病人适当卧床休息。

（8）整理用物。

【注意事项】

（1）穿刺时嘱病人保持固定的姿势，避免翻动。

（2）嘱病人术后平卧休息 1～2 小时。

（3）观察穿刺部位有无红肿、出血及感染征象。

（4）嘱病人 3 日内勿洗浴。

八、腰椎穿刺术

【技术简介】

腰椎穿刺是通过穿刺第 3～4 腰椎或第 4～5 腰椎间隙进入蛛网膜下隙放出脑脊液的技术，主要用于中枢神经系统疾病的诊断和鉴别诊断；测定脑脊液的压力；了解椎管有无梗阻；注入药物治疗。

【操作准备】

1. 物品准备 基础治疗盘1套、无菌手套2副、胶布、腰穿压力管1个、腰穿包1个、5ml注射器2支、标本容器2~3个。

2. 药品准备 2%普鲁卡因或2%利多卡因2支。

【护理配合】

（1）查对床号、姓名，向病人解释操作目的，术后注意事项，以取得合作，协助病人排大小便。

（2）病人取侧卧位，躯体及下肢向前弯曲，使腰椎后凸。

（3）打开腰穿包，协助医师定位及配合常规消毒腰椎第3~4或4~5椎间隙。

（4）协助医生戴无菌手套，抽取麻醉药进行局部麻醉。

（5）穿刺成功后，嘱病人全身放松，头略伸，双下肢半屈曲，平静呼吸；为医师打开压力管，协助医师测脑脊液压力。

（6）需测初压、终压，或做压力试验时配合医师完成。

（7）穿刺后局部盖以无菌纱布，协助病人去枕平卧休息。

【注意事项】

（1）术中观察病人的意识及生命体征的变化，如出现脑疝症状或病情突变，立即停止操作。

（2）对于躁动病人应进行四肢及体位固定或遵医嘱使用镇静药，防止穿刺针折断。

（3）穿刺注药过程中，观察意识、瞳孔、呼吸、脉搏、面色，发现异常立即停止操作，并协助抢救。

（4）穿刺结束后嘱病人去枕平卧6小时。

（5）嘱病人多饮水，遇有腰痛或局部不适者多卧床休息。

（6）严格无菌操作，预防颅内、腰穿局部感染。

（7）腰穿后注意病人排尿情况及原发疾病有无加重。

（8）术后每15～30分钟巡视1次，密切观察生命体征变化和药物刺激反应。

九、脑室穿刺术

【技术简介】

通过脑室穿刺放出脑脊液，以迅速降低因脑室系统的阻塞（积血、积水）和各种原因所致颅内压增高；监测颅内压，直接、及时地反映颅内压变化情况；引流出血性或炎性脑脊液，促进病人康复。

【操作准备】

1. 物品准备　基础治疗盘1套、脑室穿刺包1个、脑室穿刺用骨钻1把、弯盘1个（内放止血钳2把、胶布、砂锯）、无菌手套1～2副、治疗巾2块、测压管1套、排气针头2个、5ml注射器2支、引流管1套、引流瓶1个。

2. 药品准备 0.9%氯化钠溶液100ml 1～2瓶、灭菌注射用水500ml、2%普鲁卡因或2%利多卡因2支。

【护理配合】

(1) 查对床号、姓名，向病人解释操作目的，以取得合作。

(2) 将手术部位备皮 $10cm^2$ 并清洗干净。

(3) 协助医师为病人摆好体位，根据穿刺部位取平卧或侧卧位，暴露手术区域。

(4) 双手固定病人头部，防止头部摇动。对意识不清或小儿病人，应予约束。

(5) 协助医师消毒手术区域。

(6) 配合医师铺孔巾时，注意防止遮盖病人口、鼻，以免影响呼吸。

(7) 协助医师抽取麻醉药并进行手术区域点状麻醉。

(8) 按照手术步骤为医师递手术刀、骨钻、测压管、手术针、缝线、引流管、引流瓶等。

【注意事项】

(1) 严格无菌操作，防止颅内感染。

(2) 穿刺过程中病人如有躁动或不配合时，遵医嘱使用镇静药，防止损伤脑组织。

(3) 手术中应严格观察病人的意识及生命体征，发生变化时马上通知医师紧急处理。

(4) 记录引流液的颜色、性质和量。需冲洗或注入药物时协助医师将生理氯化钠溶液、灭菌注射用水、药物等倒入无菌弯盘内为病人做相应的治疗。

(5) 需持续引流的病人协助医师固定引流瓶。

(6) 遵医嘱观察引流管是否通畅，如引流不通或头皮处渗液及时通知医师。

(7) 检查穿刺点有无渗血情况并用胶布固定。

十、胃镜检查操作

【技术简介】

通过上消化道内镜检查可直接观察食管、胃、十二指肠炎症、溃疡或肿瘤的性质、大小、部位及范围，并可行组织学或细胞学的病理检查。

【操作准备】

1. 物品准备　内镜、冷光源、吸引器、内镜台车、治疗车、基础治疗盘、注射器、弯盘、牙垫、手套、纱布、纸巾、垫巾、管道清洁刷、活检钳、标本固定瓶、黏膜染色剂、喷洒导管、小毛巾、含酶洗涤剂、消毒液。

2. 药品准备　镇静药、解痉药、祛泡剂、咽喉麻醉药、生理氯化钠溶液。

【护理配合】

1. 与病人沟通　查对床号、姓名，向病人解释操作目的，以取得合作。

2. 术前准备

（1）仪器设备准备　把内镜与光源、吸引器、注水瓶连接好，瓶内应装有1/3～1/2生理氯化钠溶液。用擦拭镜纸将物镜、目镜擦拭干净。检查内镜角度控制旋钮、注水、注气、吸引等功能及光源系统是否正常。电子镜应做对白平衡调节。

（2）病人准备　检查前需禁食、禁水、禁药6小时。检查前去掉活动义齿、眼镜，解开衣领、腰带。询问有无青光眼、高血压、心脏病及药物过敏史，如有以上情况应与检查医师取得联系。于检查前10分钟进行咽喉麻醉。病人取左侧卧位，腿屈曲躺于诊断床上，在病人颌下放一弯盘。嘱病人张口咬住牙垫。

3. 术中护理配合

（1）检查过程中注意密切观察病人反应，发现异常情况及时向医师报告，并遵医嘱做处理。

（2）检查结束时，应用纱布将镜身外黏液擦掉，并嘱病人将口腔内容物吐出，给病人纸巾擦拭。

4. 术后处理

（1）每位病人检查结束后，均要对内镜进行严格的清洗及消毒。

（2）内镜清洗消毒步骤见《内镜清洗消毒操作技术规范》最新规定要求实施。

【注意事项】

(1) 胃镜检查结束2小时后，嘱病人先饮水，若无呛咳及异物感再进半流质饮食，勿进过热食物，对取活检或咽喉部及上腹部不适者，2小时后尝试进食，避免过热及刺激性食物，宜进清淡半流质或冷流质饮食。

(2) 胃镜检查和治疗后注意有无腹痛、呕血或黑便，发现异常及时通知医师。

十一、双囊三腔管操作

【技术简介】

对食管静脉曲张破裂出血清醒、能配合的病人，由口插入双囊三腔管，起到充气压迫止血的目的。

【操作准备】

双囊三腔管、止血钳3把、无菌手套、弯盘1个、治疗碗1个、注射器（5ml、20ml、50ml各1支）、纱布、液状石蜡、棉签、线绳、蝶形胶布、垫巾、0.5kg重物1个、滑轮牵引固定架、血压计等。

【护理配合】

(1) 查对床号、姓名，向病人解释操作目的，以取得合作。

(2) 操作前检查胃囊、食囊充气情况，如有无漏气和充气气囊有无偏移，检查合格后抽尽气囊气体。

(3) 协助病人取侧卧位，颌下垫一垫巾，用棉签清洁鼻腔。

（4）用液状石蜡润滑双囊三腔管前端和双气囊。

（5）插管成功后自胃管抽尽胃液后，将胃囊注气200～300ml，测量压力50～70mmHg，拉紧后用蝶形胶布将管固定在病人面部，协助病人平卧后，用线绳将双囊三腔管通过滑轮支架和重物牵拉至床尾。

（6）双囊三腔管固定后，严密监测生命体征和抽吸胃液，医师酌情将食囊充盈，一般注气80～120ml，压力30～40mmHg。

（7）压管期间，每2小时1次抽吸胃管，每4小时1次测量气囊压力，并严密监测生命体征，并做好记录。

（8）出血停止后，遵医嘱放松牵引或放去气囊气体，继续观察，无继续出血后由医师决定拔管时间。

（9）拔管前，将气囊内余气抽净，给病人口服液状石蜡20～30ml，慢慢拔出双囊三腔管。

【注意事项】

（1）使用双囊三腔管前应检查管和囊的质量，橡胶老化或充盈的气囊形状偏移不成球形者不宜使用。

（2）插管期间注意观察病人鼻子部位双囊三腔管的刻度，一般成人置管深度为55～65cm，但一般进口管上标记的刻度自胃囊部位开始，则病人鼻子部位刻度应为40～50cm因此，插管前务必检查双囊三腔管上的刻度标记，并记录好插管深度。

（3）气囊压迫期间须密切观察脉搏、呼吸、血压的变化，胃囊充气不足、漏气或牵拉过大，会出现双囊三腔管向外滑脱，气囊压迫咽喉部，会导致病人呼吸困难甚至窒息，应紧急处理。

十二、自体腹腔积液浓缩回输术

【技术简介】

自体腹腔积液浓缩回输是采用超滤浓缩腹腔积液回输技术体系，将抽出的腹腔积液，通过过滤器除去腹腔积液中水分及小分子毒性物质，留下有用的蛋白质，形成浓缩液，再将浓缩液通过回输的方法，重新回输入体内。

【操作准备】

1. 物品准备 基础治疗盘1套、腹腔积液浓缩机1台、腹腔积液浓缩器1副、动静脉血液管1根、一次性大静脉营养袋（3000ml）1～2个、无菌手套2副、无菌排气针头2个、5ml注射器2个、洁净瓶塞1个、输液网套2个。

2. 药品准备 2mg地塞米松1～2支，12500U肝素1支、500ml 0.9%氯化钠溶液水2瓶。

【操作流程】

（1）紫外线消毒治疗室。

（2）洗手、戴口罩，在治疗室内准备用物。

（3）查对床号、姓名，向病人解释操作目的，以取得合作。

（4）腹腔积液浓缩机器的准备

①打开电源开关。

②打开控制开关。

③打开滚压泵，调节流量242～252ml/min。

④打开负压泵，调节工作压力25～28.5kPa。

⑤选择记忆键，关闭滚压泵。

⑥戴无菌手套，安装腹腔积液浓缩器与动静脉血液管（腹腔积液浓缩器蓝色接头向上，红色接头向下，动静脉管红色接头为入管，蓝色接头为出管，粗管在滚压泵位置），胶塞塞在浓缩器的下方。

⑦将500ml 0.9%氯化钠溶液2瓶，消毒后挂在腹腔积液浓缩机的挂钩上，将动静脉血液管上端针头插入，并插入排气针头，冲洗腹腔积液浓缩器和动静脉血液管。

（5）按腹腔穿刺术操作规程为病人放腹腔积液，将腹腔积液引流入大静脉营养袋中。

（6）腹腔积液浓缩

①在装有病人腹腔积液的大静脉营养袋中注入12500U的肝素1支后，关闭调节夹，挂在腹腔积液浓缩机的挂钩上，与动静脉血液管相连，打开营养袋上的调节夹。

②打开滚压泵，开始浓缩运行，将腹腔积液浓缩至总量的1/10～1/8后关闭滚压泵开关，再

关闭运行开关，关闭营养袋上的调节夹，将营养袋与动静脉管分离，取下浓缩的腹腔积液。

（7）由治疗护士按常规输液法，用输血器将浓缩的腹腔积液通过静脉输入病人体内，同时将地塞米松 2mg 从输液器滴壶注入。

（8）将腹腔积液浓缩器与动静脉管取下，按医用垃圾处理；将引流瓶中液体倒掉，清洗引流瓶后用含有效氯为 0.1% 的消毒液浸泡，以备下次使用。

【注意事项】

（1）癌性腹腔积液、血性腹腔积液、食管胃底静脉重度曲张有活动性出血倾向或有出血史的病人、腹腔感染及心功能不全者为腹腔积液浓缩回输的禁忌证。

（2）腹腔积液穿刺后的腹腔积液标本送常规检验，白细胞数 <30 个/毫升方可进行回输。

（3）进行腹腔穿刺和腹腔积液浓缩过程中应严格执行无菌操作。

（4）浓缩后的腹腔积液不宜放置过久，以防污染和细菌生长繁殖；浓缩后的腹腔积液应为浅黄色，如发现腹腔积液颜色发黑，有絮状物、沉淀物时，应考虑被污染不能再回输给病人。

（5）给病人进行浓缩腹腔积液静脉回输时注意控制滴速，要严密观察病情，注意病人主诉，如有寒战、发热应立即停止腹腔积液回输，按输液反应处理。

（6）在腹腔积液浓缩过程中，腹腔积液浓缩机下端引流瓶中的滤出液应及时清理。

十三、体位引流术

【技术简介】

置病人于特殊体位，将肺与支气管所存积的分泌物，借助重力作用将其流入大气道并咳出体外。可起到重要的质量作用。

【操作准备】

软枕3个，木椅，可调节床，痰杯，毛巾，水杯。

【操作流程】

（1）查对床号、姓名，向病人解释操作目的，以取得合作。

（2）根据肺部病变的部位，协助病人取相应肺段支气管引流的体位，使该肺段支气管内的痰液，借助重力作用，顺体位由气管排出。

①左上叶后段：右侧卧位或俯卧位，上半身向左上转1/4，右臂后伸，用3个枕头使头部及肩部抬起。

②下叶后基底段：适用于缺少卧架、床位狭小的卧房，床边地上放泡沫塑料垫单，上放枕头。病人横卧，前臂倚地板上的枕头，双腿搁床上，躯干前倾约45°俯卧卧架上，全身松弛，头略偏向一侧，枕于手上，卧架应固定90°角，俯卧，腹下垫枕，此法用于上述两法不适用时，床尾抬

高 45～50cm。

③下叶基底段：仰卧，膝下垫枕，使腹肌松弛，床尾抬高 45～50cm。

④下叶尖段：俯卧，腹下垫枕。

⑤左下叶侧基底段：右侧卧位，垫枕以保持脊柱平直，右肩勿靠枕头之上，床尾抬高45～50cm。

⑥右上叶后段：左侧卧位或俯卧位，上半身向右上转 1/4，左臂向后方伸展，头部及腹侧用枕支持。

⑦上叶前段：仰卧，膝下垫枕，以助腹肌松弛。

⑧下叶侧基底段：仰卧，向右侧转 1/4，左侧上位，屈膝以松弛腹肌，床尾抬高 30cm，拍击患区胸壁促使分泌物排出。

⑨右中叶：须以右侧上位及床尾抬高 30cm。

（3）嘱病人先做深呼吸运动，然后鼓励病人咳嗽，以促使痰液引流，必要时协助叩背排痰。

（4）如痰液黏稠不易排出者，遵医嘱先予雾化吸入或用祛痰药后再行引流。

（5）记录排出的痰量及性质，必要时送检。

【注意事项】

（1）体质虚弱、严重心功能不全或大咯血者慎用。

（2）引流过程中病人如果出现胸闷、呼吸困难、心悸、大汗时应停止引流，卧床休息。

（3）明确病灶部位后采取相应引流体位。使病变肺叶处于高处，引流支气管开口向下，对病变广泛者，可轮流采取若干体位进行引流。

（4）引流通常多在早饭前及晚间睡眠前进行，每次10～15分钟。

（5）每次引流后指导病人进行深呼吸运动和有效咳痰。

（6）备好吸痰装置，必要时吸痰。

十四、双重血浆置换术

【技术简介】

血浆置换术是通过去除血浆中的病理性物质，治疗已知或未知血浆成分异常的疾病。1倍血浆容量的血浆置换可减少约65%的异常血浆成分，2倍血浆容量的血浆置换可减少约88%的异常血浆成分。

【操作准备】

1. 物品准备 基础治疗盘1套、垫巾1块、止血带1根、冲洗管1根、网套10个、16号穿刺针2根、治疗巾1块、透析机1台、单泵1个、血浆分离器1个、血浆成分分离器1个、透析管路2套、贮废弃血0浆瓶1个。

2. 药品准备 新鲜血浆，人血白蛋白若干，抗凝药、无菌生理氯化钠溶液10瓶。

【操作流程】

（1）查对床号、姓名，向病人解释操作目的，以取得合作，并让其排小便。

（2）开机，调试机器至准备状态。

（3）连接血浆分离器、血浆成分分离器及管路，并用生理氯化钠溶液排尽空气，肝素氯化钠溶液分别预冲分离器膜内、膜外。预冲膜外流速40～60ml/min。

（4）选择血管，穿刺，建立血管通路。

（5）连接穿刺动脉端，将血引至体外，遵医嘱推注适量肝素，流经血浆分离器、血浆成分分离器，经静脉段回输体内，部分废弃血浆遵医嘱执行。测血压并记录。

（6）严格掌握血流速度，通常流经血浆分离器的血流速为100～150ml/min，流经血浆成分分离器的血流速为30～40ml/min。

（7）治疗时间通常3小时，其间遵医嘱静脉大量补充血浆及清蛋白。

（8）治疗结束后，常规消毒穿刺点，拔掉动脉穿刺针，将外循环血液及血浆全部输回体内，拔掉静脉穿刺针，压迫止血。测血压并记录。

【注意事项】

（1）严密观察生命体征变化，测血压、脉搏、呼吸，每15～30分钟测量1次。

（2）观察血浆分离器、血浆成分分离器有无破膜现象，如发生破膜应及时更换滤器。

（3）观察滤器有无凝血现象。

（4）观察病人穿刺部位有无渗血、血肿，有无寒战、发热等过敏反应，发生病情变化，及时通知医师，及时处理。

(5) 严格掌握血浆出入量，观察病情，防止低血压发生。

十五、漂浮导管插入术

【技术简介】

漂浮导管常用四腔导管，导管顶端用于测量肺动脉压；近端开口距离顶端30cm，用于测量中心静脉压；与气囊相通的腔，气囊附近有一热敏电阻，用于热稀释法测定心排血量。

【操作准备】

1. 物品准备 基础治疗盘1套。压力连接管，三通，输液器，无菌手套，注射器若干支，18号穿刺针1支，多功能监护仪、除颤器、压力传感器及其测压管1套，漂浮导管1套，敷料包1个（内有无菌手术衣2件、中单2条），器械包1个（持针器1把、缝合针及线、无菌镊1把、手术刀片1个、治疗巾10块、大纱球6个），抢救器材。

2. 药品准备 2%利多卡因10ml、1∶1000肝素氯化钠溶液1000ml、生理氯化钠溶液1000ml及急救药品。

【护理配合】

(1) 查对床号、姓名，向病人解释操作目的及注意事项，以取得合作。

(2) 导管插入前的准备常规给病人心电监护、建立静脉通道、鼻导管吸氧、床旁备有必要的抢救器材。配合医师消毒皮肤、铺无菌巾，用肝素氯化钠溶液冲洗穿刺器械、连接管及导管。

（3）漂浮导管插入成功后协助包扎固定。

（4）配合术者监测漂浮导管

①协助测量肺动脉压及中心静脉压时，将测压系统连接于所需测压的管腔上，打开压力传感器的三通开关通大气，校正零点后测压。

②协助测肺毛细血管嵌压时，先将气囊注入1.5ml 气体后，再按上述步骤进行测压。

③协助测心排血量时，需两人同时进行，即一人操作机器，一人快速推注 0～5℃的冰氯化钠溶液5ml，以液体与血液的温度差来测定心排血量。正常值右房压为 0～8mmHg；右室压为 20～25/0～8mmHg；肺动脉压为 20～25/8～14mmHg；肺毛细血管嵌压为6～12mmHg。

【注意事项】

（1）严格无菌操作，应严密监测心电、血压变化。

（2）注意保持导管通畅，防止血栓形成，持续用肝素生理氯化钠溶液冲洗，滴速 5～10 滴/分，每隔1～2 小时用 1∶1000 肝素生理氯化钠溶液冲洗导管 1 次，每次 2～3ml，当冲管时遇有阻力，切忌用力推注液体，以防栓子脱落造成栓塞。

（3）嘱病人插管肢体保持伸直位，不能过度弯曲，移动体位时，动作应慢，不可过度牵拉管道，以防管道脱落移位。如有脱落移位，切忌用手直接将导管向内推送。

(4) 注入冰水的速度应快而匀，一般5ml液体应在3秒内注射完毕，此操作应重复3次，取其平均值并记录。

(5) 测量肺毛细血管嵌压后应及时放出气体，以免因气囊充盈将肺小动脉嵌入时间过长，而引起局部肺组织损伤。

(6) 导管保留期间（一般1周左右），应每日消毒并更换穿刺部位敷料。

十六、三向瓣膜式PICC导管置入术

【技术简介】

经外周中心静脉穿刺置管，并将导管尖端置于上腔静脉或下腔静脉进行输液。三向瓣膜具有减少血液反流，防止空气进入的功能，穿刺成功后，根据病人个体需要进行修剪。适用于中、长期静脉输液、化疗用药、静脉高营养等高渗溶液的病人。

【操作准备】

1. 物品准备 基础治疗盘1套、无菌穿刺包1个、无菌手套1副、外周插入中心导管（PICC）导管1套、无菌治疗巾1包、10ml注射器1支、20ml注射器2支、无菌透明贴膜、垫巾1块、止血带1根、胶贴1包、胶布1卷、卷尺1个。

2. 药品准备 生理氯化钠溶液，100ml。

【操作流程】

(1) 洗手、戴口罩、戴圆帽，推车至病人床

旁，查对床号、姓名，向病人解释操作目的，以取得合作。

（2）常选择贵要静脉、肘正中静脉、头静脉用以输注液体。

（3）病人预穿刺侧手臂与身体成90°角，测量自穿刺点至右胸锁关节，然后向下至第3肋间。

（4）在治疗车上铺无菌治疗巾，打开PICC套件、注射器，戴无菌手套，抽取生理氯化钠溶液，在病人手臂下铺无菌治疗巾。

（5）将注射器连接到导管支撑导丝的孔头，预冲导管连接器、肝素帽并连接穿刺针、排气，备用。

（6）用碘伏、乙醇各3次对皮肤进行消毒，待干2分钟。范围是穿刺点上下各10cm（直径20cm），两侧到臂缘。

（7）扎止血带，打开无菌穿刺包，术者戴无菌手套，铺孔巾。静脉穿刺见回血后，保持针芯位置，向前推进插管鞘，松开止血带，轻压入点处血管的上方以止血，从插管鞘内撤出穿刺针。

（8）以左手固定插管鞘，右手将导管插入插管鞘，缓慢、匀速地推进导管。当导管头部到达病人肩部时，嘱病人将头向穿刺侧转90°并低头（用下颌贴近肩部，以避免将导管误插至颈静脉）。当插入预测长度后，从静脉内撤出插管鞘，在穿刺点的远端轻压住静脉以保持导管的位置，缓慢地将支撑导丝撤出。

（9）保留体外5cm导管，同时使用无菌剪，以90°角剪断导管，并检查导管断端是否完整。

（10）将减压套筒上的沟槽与连接器的翼形部分的倒钩对齐锁定。

（11）用注射器抽吸至有回血，再用20ml生理氯化钠溶液以脉冲方式冲管，正压封管，最后连接肝素帽。

（12）将导管出皮肤处逆血管方向盘绕一流畅的S弯，在穿刺点处垫以纱布，其上用透明贴膜固定。透明贴膜覆盖到连接器的翼形部分的一半，然后用胶布以蝶形交叉固定连接器和肝素帽。

（13）整理用物。

（14）拍胸片确定导管位置。

【注意事项】

（1）严格无菌操作，防止穿刺部位感染。

（2）操作中保持病人穿刺侧手臂与身体成90°角。

（3）当导管在推进过程中遇有阻力时，可冲一些生理氯化钠溶液，使导管末端漂浮起来，易于推进，禁止用暴力。

（4）术后24小时内更换贴膜，并观察局部出血情况，以后酌情每周更换1~2次。

（5）定期检查导管位置、导管头部定位、流通性能及固定情况。

（6）每周用生理氯化钠溶液10ml冲管，并以脉冲方式进行，在注射最后0.5ml时，边推活塞边撤注射器，以达正压封管。在使用和维护导管的过程中，请勿使用小于10ml的注射器。

（7）当导管发生阻塞时，可试用尿激酶边推边拉的方式溶解导管内的血凝块，严禁将血块推入血管。

（8）病人置入PICC导管侧手臂不提重物、不做引体向上、托举哑铃等持重锻炼，并需避免游泳等会浸泡到无菌区的活动。

（9）治疗间歇期每7日对PICC导管进行冲洗，更换贴膜、肝素帽等，注意不要遗忘。

（10）嘱病人注意针眼周围有无发红、疼痛、肿胀、渗出，如有异常应及时联系医师。

十七、腹膜透析术

【技术简介】

腹膜透析指利用腹膜的半透明特性，将适量透析液引入腹腔并停留一段时间，借助腹膜毛细管内血液及腹腔内透析液中的溶质浓度梯度和渗透梯度进行水和溶质交换，以清除蓄积的代谢废物，纠正水、电解质、酸碱平衡失调。

【操作准备】

腹膜透析液1袋、一次性碘伏帽1只、管路蓝夹子2个、75%乙醇、输液架、台秤1架、塑料筐1个、清洁擦布1块。

【操作流程】

(1) 查对床号、姓名，向病人解释操作目的，以取得合作。

(2) 带病人到专门的腹透房间，对于卧床病人，护士应携用物至床旁。

(3) 用75%乙醇擦拭操作台，从恒温箱中取出腹透液（37～38℃），用75%乙醇擦拭外包装，称重并记录。

(4) 洗手、戴口罩，打开腹透液外包装，取出双联系统，检查接口拉环、管路、出口塞、腹透液袋是否完好无损，腹透液是否澄清，浓度、剂量是否正确，如需添加药物，按医师处方将其加入腹透液中。

(5) 悬挂腹透液，高于病人腹部50～60cm，将引流袋放于塑料筐内，置于低于病人腹部50～60cm的位置，夹闭入液管路。

(6) 左手同时持短管和双联系统接口，右手拉开接口拉环弃去，取下短管的碘伏帽弃去，迅速将双联系统与短管相连，连接时将短管口朝下，旋拧外管路至与短管完全密合。

(7) 打开短管开关，保持接口处无菌，开始引流，同时观察引流液是否浑浊，引流完毕，关闭短管开关。

(8) 折断腹透液出口塞，打开入液管路夹子5秒，观察腹透液流入引流袋，夹闭出液管路。

(9) 打开短管开关灌注腹透液，灌注结束后关闭短管开关，夹闭入液管路。

(10) 取一次性碘伏帽，将短管与双联系统分开，将短管口朝下，旋拧碘伏帽至完全闭合，将短管妥善固定。

(11) 称量透出液，做好记录，整理用物，腹透液按引流液处理方法进行消毒处理。

【注意事项】

(1) 腹膜透析应严格无菌操作，最好在专门的房间进行，病室内操作应每日紫外线消毒。

(2) 腹透液悬挂不宜过高，以防压力过大损伤腹膜。

(3) 灌注时速度应慢，透析液温度适宜。

(4) 详细记录每一次入液量和出液量及尿量，以观察腹透效果。

(5) 如发现流出液浑浊或同时伴有发热、腹痛应及时与医师联系，留取透析液标本送检，按医嘱进行相应处理。

(6) 发现引流液中有絮状物或血块阻塞引流不畅时及时汇报医师，遵医嘱给予肝素或尿激酶入腹透液，并保留 2 小时。切不可抽吸，以免将大网膜吸入腹透管微孔。

(7) 观察导管出口处有无感染，如有红、肿、热、分泌物，应及时留取分泌物培养并做药敏试验，及时应用抗生素。

(8) 排液不畅时，应检查管路有无打折、堵塞、漂浮。

（9）胸、腹部大手术3日内，妊娠、肿瘤晚期的病人不宜做此项治疗。

十八、血液透析术

【技术简介】

血液透析是将病人血液与含一定化学成分的透析液分别引入透析器内半透明的两侧，根据膜平衡原理，经弥散、对流等作用，达到清除代谢产物及毒性物质，纠正水、电解质及酸碱平衡失调的一种治疗方法。

【操作准备】

1. 物品准备 基础治疗盘1套、垫巾1块、止血带1根、冲洗管1根、网套2个、透析机1台、透析器1个、透析管路1套、16号穿刺针2个、棉签数包、治疗巾1块、止血钳4把、巾钳1把、20ml空针1个、胶布6条、创可贴2贴、纱球2个、弹力绷带2副。

2. 药品准备 无菌生理氯化钠溶液数瓶，抗凝药［肝素1支或达肝素钠（法安明）1支］，A、B透析液，备齐急救物品。

【操作流程】

（1）查对床号、姓名，向病人解释操作目的，以取得合作，测体重。

（2）开机，连接A、B透析液，调试机器至准备状态。

（3）连接透析器及管路，用生理氯化钠溶液预冲透析管路每个环节，排尽空气；连接空气、静脉压等监测器。

（4）病人仰卧位，选择内瘘及静脉穿刺点，铺治疗巾，常规消毒，穿刺、固定，静脉推注首剂肝素。

（5）连接动脉穿刺针，固定。打开夹子，开泵，将血引至静脉壶时关泵。以止血钳夹住静脉管，排尽空气，并接静脉穿刺针，打开夹子、巾钳固定，打开静脉压监测夹子，开泵，将血流速由小到大逐渐调至100～200ml/min，遵医嘱设置治疗数据。

（6）每小时测血压、脉搏，观察病情变化并记录。

（7）治疗时间遵医嘱，通常为3～5小时。

（8）治疗结束，消毒穿刺点，拔出穿刺针，动静脉穿刺点以创可贴敷盖，上置纱球，并以弹力绷带加压固定30分钟。测体重。

【注意事项】

（1）严格执行无菌操作。

（2）严密观察意识、血压、脉搏、体温变化，注意有无低血压、发热、高血压及心律失常。

（3）观察透析器及管路有无凝血、漏血，穿刺部位有无渗血、穿刺针脱落。

（4）透析结束回血时，用生理氯化钠溶液回血，禁止打开气泡监测夹子，严防空气进入体内。

（5）无肝素透析病人，平均每20～30分钟用

100～200ml 生理氯化钠溶液冲洗管路，观察管路有无凝血现象，如果凝血严重，需立即结束透析。

（6）在透析过程中，除特殊医疗外，尽量不输血液制品或黏稠度较高的液体，防止阻塞透析器，造成凝血现象。

第八章 外科护理技术操作指导流程

一、备皮

【技术简介】

指在手术相应部位，剃除毛发并进行体表清洁的手术准备。在不损伤皮肤完整性的前提下，减少皮肤细菌数量，降低手术后伤口感染率。

【操作准备】

治疗盘、弯盘、治疗碗、一次性备皮刀、镊子、棉签、纱布、肥皂水、汽油、垫巾、手电筒、毛巾、面盆、热水。

【操作流程】

（1）核对医嘱，评估病人及手术区皮肤状况。

（2）核对病人姓名、床号、诊断、手术部位。

（3）遮挡病人，于病人身下铺垫巾，暴露备皮部位，涂搽肥皂水，绷紧皮肤，手持备皮刀分区剃净毛发。

（4）检查备皮部位毛发是否剃净，皮肤有无损伤。

（5）去除局部毛发和皂液，整理用物及床单位。

（6）嘱病人沐浴，卧床病人应床上擦浴。

【注意事项】

（1）剃刀的刀片应锐利。

（2）剃刀刀架用后应严格消毒，防止交叉感染。

（3）检查手术区皮肤如有割痕、发红等异常情况，应通知医师并记录。

（4）动作轻柔，注意病人的保暖。

二、胃肠减压术

【技术简介】

将胃管置入胃内，利用负压吸引出积血、积液。减少胃肠内容物漏出及胃肠内压力，减轻腹痛及胃肠胀气。

【操作准备】

治疗盘、治疗碗内盛生理氯化钠溶液或凉开水、治疗巾、12～14号胃管、20ml注射器、液状石蜡、纱布、棉签、胶布、镊子、止血钳、弯盘、压舌板、听诊器、胃肠减压器。

【操作流程】

（1）核对医嘱，评估病人。

（2）根据病情、年龄选择合适的胃管。

（3）按要求正确安置鼻胃管，并妥善固定。

（4）调节胃肠减压器的负压，连接胃管。

（5）胃肠减压期间，每日给予病人口腔护理。

（6）胃管不通畅时，遵医嘱用20ml的生理氯化钠溶液冲洗胃管，反复冲洗直至通畅。但食管、胃手术后要在医师指导下进行，少量、低压，以防吻合口瘘或出血。

（7）注意观察和记录胃肠引流液的颜色、性质、量。

【注意事项】

（1）插管动作要轻稳，以免损伤黏膜。

（2）插管过程中发生呼吸困难、发绀等症状应立即拔出，休息片刻后重插。

（3）胃肠减压期间，观察病人水、电解质情况及胃肠功能恢复情况。

三、T型管引流

【技术简介】

将T型管置入胆总管下端，目的引流胆汁和减压；引流残余结石；支撑管道。

【操作准备】

量杯、无菌引流袋、碘伏、生理氯化钠溶液、棉签、方纱、胶布。

【操作流程】

（1）妥善固定T型管，防止因翻身、起床等活动时牵拉脱出。

（2）观察、记录引流液的颜色、性质和量。正常胆汁颜色呈深黄色澄明液体，如有异常及时与医师联系。

（3）更换引流袋时，常规消毒接口，严格无菌操作。

（4）T 型管引流时间为 7～14 日。拔管前应先根据医嘱夹闭 T 型管，夹管期间观察有无腹痛、发热、黄疸。

【注意事项】

（1）注意观察及保护 T 型管周围皮肤，如有胆汁侵蚀可用氧化锌软膏保护。

（2）注意病人生命体征及腹部体征的变化，如有发热、腹痛，提示有感染或胆汁渗漏可能，应及时报告医师。

四、胸腔闭式引流

【技术简介】

胸腔积气一般在锁骨中线第 2 肋间隙；胸腔积液则在腋中线与腋后间第 6 或第 7 肋间隙线插管引流。目的为引流胸腔内积气、积血和渗液；重建胸膜腔负压，保持纵隔的正常位置；促进肺不张。

【操作准备】

无菌胸腔引流瓶、橡皮管、玻璃接管、止血钳 2 把、胶布、无菌生理氯化钠溶液、别针。

【操作流程】

（1）打开无菌胸腔引流瓶，倒入无菌生理氯化钠溶液，使长玻璃管埋于水下 3～4cm，妥善固定。在引流瓶的水平线上注明日期和水量。

（2）向病人解释引流的目的及注意事项。

（3）用两把止血钳双重夹闭引流管，将其与引流瓶长玻璃管上的橡皮管相连。

（4）松开止血钳。

（5）观察引流管是否通畅，妥善固定。密切观察病人的反应。

（6）将引流瓶放于安全处，保持引流瓶低于胸腔60～100cm。

（7）整理床单位，洗手，记录引流液的性质、量及病人的反应。

【注意事项】

（1）注意保持引流系统的密闭和无菌状态。

（2）保持引流管长度适宜。翻身活动时防止受压、打折、扭曲、脱出。

（3）注意观察并保持引流管通畅。

（4）观察记录引流液颜色、性质和量。

（5）术后病人如血压平稳，应取半卧位，利于呼吸和引流。

五、脑室引流

【技术简介】

通过脑室穿刺放出脑脊液，以迅速降低因脑室系统的阻塞（积血、积水）和各种原因所致颅内压增高；监测颅内压，直接、及时地反映颅内压变化情况；引流出血性或炎性脑脊液，促进病人康复。

【操作准备】

密闭式无菌引流瓶、橡皮管、玻璃接管、止

血钳、胶布、无菌蒸馏水、别针。

【操作流程】

（1）病人回病房后，应在无菌条件下连接引流装置。

（2）引流瓶悬挂于床头，引流管开口需高出侧脑室平面 10～15cm，以维持正常颅内压。

（3）保持整个引流装置及管道的清洁和无菌，各接头处用无菌敷料包裹。

（4）每日更换引流瓶（袋），记录引流液颜色、性质和量。更换引流瓶（袋）时遵守无菌原则。

（5）观察引流管是否通畅。

【注意事项】

（1）引流液每日不超过 500ml 为宜，如有感染，引流量可相应增多，可将引流瓶（袋）抬高至距侧脑室 20cm，维持颅内压正常。

（2）引流早期注意引流速度，防止引流过快。

（3）搬运病人时应将引流管夹闭，以防因引流袋高度变化造成短时间内引流过量或逆流。

（4）如在开颅手术前已行脑室引流多日，备皮时尽量避免污染钻孔切口，头发剃去后切口周围再消毒，然后覆盖无菌纱布。

六、膀胱冲洗术

【技术简介】

膀胱冲洗是通过三通的导尿管，将无菌溶液

灌入到膀胱内，再利用虹吸原理将灌入的液体引流出来。目的是对留置导尿管的病人，保持其尿液引流通畅；清洁膀胱，预防感染；治疗某些膀胱疾病。

【操作准备】

1. 封闭式冲洗术 无菌生理氯化钠溶液（每袋1000ml）、输液管、无菌治疗巾、无菌手套、无菌治疗碗、空针、换药盘（内装消毒用棉球）。

2. 开放式冲洗术 无菌生理氯化钠溶液、无菌治疗巾、无菌手套、无菌治疗碗、空针、换药盘（内装消毒用棉球）。

【操作流程】

1. 封闭式冲洗术

（1）核对病人姓名，向病人解释冲洗的目的。

（2）遮挡病人并协助采取适当姿势，露出导尿管。

（3）将冲洗用生理氯化钠溶液挂于输液架上，连接输液管，输液管夹闭。

（4）协助医师戴好无菌手套。

（5）用75%乙醇棉球消毒导尿管（三叉）的输入口。

（6）打开输液管道，将针头处接在三叉导尿管的输入端。

（7）使冲洗液缓缓流入膀胱，观察尿流速度、色泽及浑浊度。

（8）各班记录输入输出量，并检查冲洗情况。

2. 开放式冲洗术

（1）核对病人姓名，向病人解释冲洗的目的。

（2）遮挡病人并协助采取适当姿势，露出导尿管。

（3）协助医师戴好无菌手套，并铺好无菌巾。

（4）将无菌治疗碗置于无菌巾上，并导入无菌生理氯化钠溶液。

（5）将导尿管与尿袋接头松开，置于无菌治疗巾内。

（6）用75%乙醇棉球消毒导尿管外口，注意导管末端不被污染。

（7）用膀胱冲洗针筒抽取冲洗液，连接导尿管，将冲洗液缓缓注入膀胱。

（8）冲洗时应让冲洗液自行流出或轻加抽吸，不宜用力过猛，吸出的液体不宜回注入膀胱内。

（9）如此反复冲洗，直至冲出液澄清为止。冲洗过程中，注意观察病人的反应。

（10）冲洗完毕，用75%乙醇棉球消毒导尿管及尿袋接口，接好尿袋并固定。

（11）整理用物，洗手。

【注意事项】

（1）冲洗膀胱压力不宜过大，吸出液体不能再注入膀胱。

（2）如吸出液体少于注入量，可能有导管阻塞或导尿管在膀胱内位置不当，应及时处理。

（3）操作过程中，严密观察病人生命体征。出现异常，及时通知医师。

七、皮肤牵引术

【技术简介】

皮肤牵引是用贴敷于病人皮肤上的胶布或包捆于患肢皮肤上的牵引带，利用其与皮肤的摩擦力，通过滑轮装置及肌肉在骨骼上的附着点，将牵引力传递到骨骼，达到复位或维持复位固定的治疗方法。

【操作准备】

1. 皮肤牵引　皮牵引带（根据肢体的粗细选择）、棉垫、牵引架、线绳、牵引锤。

2. 四头带牵引　颌枕带、扩展弓、滑轮、牵引绳、牵引锤。

3. 骨盆牵引　骨盆带、牵引架、滑轮、重锤及锤托、牵引绳。

【操作流程】

（1）核对医嘱，评估病人。

（2）在皮牵引带上、下两端垫上棉垫，用皮牵引带裹敷患肢，注意松紧适度。将皮牵引带调整至肢体功能位置，保持持续牵引。

（3）四头带牵引

①核对医嘱，评估病人。

②病人取坐位或卧位、半卧位，用颌枕带托住下颌和后枕部，用扩展弓穿入颌枕带两端孔内，使

两侧牵引带保持比头稍宽的距离，于扩展弓中央系一牵引绳，置于床头滑轮上，加上重量牵引。

（4）骨盆牵引

①核对医嘱，评估病人。

②用骨盆带包托于骨盆，其宽度的2/3在髂嵴以上的腰部，两侧各1个牵引带牵引。

③两侧牵引重量应一致，以病人感觉舒适为宜。

④足侧床脚垫高15cm，必要时在双腋下各置一布带，或在胸部系一兜带固定于头侧床栏上对抗牵引。

【注意事项】

（1）牵引过程中应观察皮肤情况，防止皮肤出现水疱、破溃和压疮。

（2）牵引带应松紧适度，太松易滑脱，太紧妨碍血运，应经常观察牵引肢体循环状况。

（3）保持牵引有效，观察肢体位置是否正确，牵引是否有效，即牵引绳、牵引锤是否有效地悬吊在滑车上。如有情况及时处理，保证牵引持续有效地进行。

（4）注意患肢保暖，在保暖加盖被时应注意不将盖被压在牵引绳上，以免抵消牵引力。

（5）做颌枕带牵引时，应注意下颌处皮肤的干燥及清洁。在吊带与皮肤之间可衬纱布。如因进食、饮水受潮湿时可及时更换。男性病人应经常剃胡须，以免刺激不适。

（6）牵引重量要适度，重量过小会影响畸形的矫正和骨折的复位；重量过大会因过度牵引造成骨折不愈合。

八、骨牵引术

【技术简介】

骨牵引是将不锈钢针穿入骨骼的坚韧部位，通过牵引钢针直接牵引骨骼，达到复位或维持复位固定的治疗方法。

【操作准备】

1. 物品准备　基础治疗盘1套、无菌手套、10ml注射器、颅骨牵引弓、手摇钻、牵引针、骨锤、牵引绳、滑轮、重锤及锤托、支架、牵引架。

2. 药物准备　局部麻醉药物。

【操作流程】

1. 病人准备　核对病人床号、姓名、牵引部位；清洁皮肤，协助医师消毒局部皮肤。

2. 术后观察

（1）骨牵引穿针时，如果进针部位定位不准、进针深浅、方向不合适及过度牵引均可导致相关血管、神经损伤，出现相应的临床征象。如颅骨牵引钻孔太深，钻透颅骨内板时，可损伤血管，甚至形成颅内血肿，故牵引期间应加强观察。

（2）四肢骨牵引针若仅通过骨前方密质，牵引后可撕脱骨密质；若颅骨牵引钻孔太浅，未钻透颅骨外板，螺母未拧紧可引起颅骨牵引弓脱落。

故应每日检查，防止其松脱。

（3）加强观察，发现牵引针偏移时，局部经消毒后再调整至对称位或及时通知医师，切不可随手将牵引针推回。

【注意事项】

（1）在牵引前，先换木板床或骨科床以利牵引。需抬高床尾或颅骨牵引者，做好棉花圈，避免颅底枕部受压。

（2）针眼处使用无菌纱条包绕，2～3 日更换 1 次。嘱病人勿触摸局部，如有分泌物用棉签擦去。如拔针后应以无菌纱布封盖该处。

（3）保持牵引有效。牵引重量应根据病情需要调节，不可随意增减，不可随意改变体位。

（4）注意预防压疮。

（5）为病人翻身或改变体位时要注意牵引方向的正确有效。颅骨牵引的病人翻身时不可扭曲与摆动头部，应使头部与躯干保持固定位置下翻身。颈椎骨折或脱位的病人，翻身时应保持头颈及椎体在同一中轴线，以防脱位，压迫脊髓，造成损伤甚至死亡。

（6）功能锻炼，协助病人做肢体活动，以达到动、静结合的治疗原则。

九、关节持续被动活动器操作

【技术简介】

利用器械进行关节周围肌内和病人其他关节

的主要活动，防止肌萎缩及关节僵硬。

【操作准备】

关节持续被动活动器（CPM）1台、接线板、防护套。

【操作流程】

（1）检查CPM是否处于备用状态，将CPM妥善放置在病床上。

（2）接通CPM的电源。

（3）一人将病人患肢抬高，另一人将CPM放入患肢下，调节活动器轴心与关节位置一致，将患肢固定稳妥。

（4）遵医嘱选择活动时间和活动角度。

【注意事项】

（1）病人在训练开始时，疼痛较明显，经几次伸屈活动后，疼痛明显减轻。在操作前应向病人做好解释，消除其紧张心理。

（2）患肢放在CPM上后，要上好固定带，防止肢体离开机器支架，达不到活动要求的角度。

（3）CPM的操作速度应先慢后快，角度由小至大，循序渐进，不可操之过急，以病人能忍受为宜。伤口渗血多时，及时停止训练，查找原因。

（4）观察病情变化，遵医嘱应用止痛药。

（5）加强CPM装置的维修保养。

十、关节腔闭合式连续冲洗术

【技术简介】

借助器械对关节腔进行持续不断的冲洗，更彻底清除坏死组织及炎症，防止继发感染，促进伤口愈合，并保持关节腔内一定的液体充盈，避免关节粘连。

【操作准备】

进水管、引流管、无菌冲洗液、引流袋。

【操作流程】

1. 连续冲洗法 进水管 24 小时静脉滴注冲洗液至关节腔或骨髓腔内，引流管持续不断地将冲洗液排出。

2. 间歇保留冲洗法 根据医嘱将冲洗液滴入关节腔内，保留 30 分钟后，通过引流管排出。冲洗次数根据医嘱进行。

【注意事项】

（1）患肢抬高，保持冲洗管道的通畅，以防管道扭曲而影响疗效。

（2）冲洗液瓶应有明显标记，避免误为静脉补液。

（3）准确记录出入量，根据病情决定入量，持续 24 小时冲洗。

（4）观察引流液的色、性质、量，术后 24 小时可有较多渗血，应较快滴入冲洗液，每隔 2 ~ 3 小时宜加快滴注 30 秒，也可在第 1、第 2 日加快滴速达80～100滴/分，以免渗血凝固或脱落的坏死组织堵塞管腔。

（5）加强生命体征和局部切口观察，如体温正常，切口局部无炎症，吸出液清澈无浑浊，可根据医嘱拔管，拔管时先拔去进水管，继续吸引1～3日后切口内无渗出物可行拔引流管。

（6）保持切口局部清洁、干燥，如有渗出及时更换敷料。

（7）应积极让病人进行关节的主动和被动功能锻炼。

十一、人工肛门护理

【技术简介】

根据手术方式及病人生活习惯选择造口位置，将人工肛门袋的底盘固定于造口周围皮肤上。以替代肛门的功能。

【操作准备】

治疗盘内置造口袋、剪刀、造口尺寸表、纱布或棉球、弯盘、治疗碗及镊子另备治疗巾及橡皮治疗巾、无菌生理氯化钠溶液、手套。

【操作流程】

（1）评估病人，准备用物至病人床旁。

（2）向病人解释，遮挡病人。

（3）暴露造口部位，将所备之物置于易取处。

（4）铺橡皮单及治疗巾于造口侧下方。

（5）戴手套，将造口袋取下，置于弯盘中。

(6) 用镊子夹取氯化钠溶液棉球，将造口处及周围皮肤擦拭干净。

(7) 以造口尺寸表测量造口大小。

(8) 在造口袋背面贴纸处依测得造口的尺寸大小剪洞。

(9) 撕去贴纸，将造口袋对准造口。

(10) 轻轻将造口袋紧密贴于腹部皮肤。

(11) 协助病人整理衣服并恢复舒适卧位。整理用物，洗手。

(12) 观察造口处及周围皮肤是否异常，排泄物性状、颜色、量。

【注意事项】

(1) 向病人演示操作过程。

(2) 造口袋内容物于 1/3 满或有渗漏时应更换。

(3) 造口袋背面所剪的洞口尺寸应大于造口，预防造口处摩擦损伤。

(4) 造口袋紧密贴紧皮肤，以防排泄物渗漏。

(5) 若造口处肠段有回缩、脱出或皮肤异常等情况，应马上告知医师。

十二、换药护理

【技术简介】

换药又称更换敷料，包括检查伤口，除去脓液和分泌物，清洁伤口及覆盖敷料。是预防和控制创面感染，消除妨碍伤口愈合的因素，促进伤口愈合的一项重要外科操作。

【操作准备】

治疗盘内置纱布、各种敷料、棉球、胶布、绷带、弯盘、治疗碗及镊子或持物钳2把、垫巾、无菌生理氯化钠溶液、75%乙醇、汽油。

【操作流程】

（1）洗手、戴口罩。

（2）核对医嘱，评估伤口，选择敷料，洗手，准备用物。

（3）遮挡病人，暴露伤口，铺垫巾于伤口下。

（4）揭开绷带或外层敷料。

（5）以镊子取下内层敷料，若敷料粘连则以生理氯化钠溶液沾湿后再取下。

（6）取另一把持物钳，以酒精棉球擦拭伤口周围皮肤，再用生理氯化钠溶液棉球，由内往外清洗。若为污染伤口，由外往内清洗，再取酒精棉球消毒伤口周围皮肤。

（7）用无菌纱布覆盖伤口，并妥善固定。

（8）进行卫生宣教，并讲解注意事项。

（9）协助病人整理衣物及床单位。

（10）正确处理用物。

（11）洗手，记录。

【注意事项】

（1）保持敷料干燥，敷料潮湿时，必须立即予更换。

（2）包扎伤口时，要保持良好血液循环，不可固定太紧，包扎肢体时从身体远端到近端，促进静脉回流。

（3）手术后遗留于皮肤的消毒药水可用温水毛巾擦拭；胶布留下的痕迹可用汽油或松节油擦拭。

（4）保持双手持镊法，左手镊相对无菌，右手镊接触伤口。接触病人的镊子不得直接接触敷料，敷料不能过湿。

（5）换药时，应按照从清洁、污染、感染、特殊感染的原则进行，避免交叉感染。

十三、轴线翻身法

【技术简介】

两人或三人协助病人翻身，使头、颈、腰、髋保持在同一水平线上慢慢移动，以防加重脊柱骨折、脊髓损伤和关节脱位。

【操作准备】

大单、翻身枕。

【操作流程】

（1）向病人解释翻身目的。

（2）移去枕头，松开被尾。

（3）两位操作者站于病人同侧，将病人平移至操作者同侧床旁。

（4）一操作者将双手分别置于肩、腰部，另一操作者将双手分别置于腰、臀部，使躯干保持在水平位，翻转至侧卧位。

（5）将一翻身枕放于背部支持身体，另一翻身枕放于两膝之间并使双膝呈自然弯曲状。

（6）整理好病人床单位，注意保暖。

【注意事项】

（1）翻转病人时，应注意保持脊椎平直，以维持脊柱的正确生理弯度。

（2）如果病人是颈椎手术或颈椎损伤时，应有另一位护理人员负责支托病人的头部、颈部，保持颈椎平直。

（3）翻身时注意保护病人，防止坠床。

第九章　妇产科及儿科护理技术操作指导流程

一、坐浴、阴道灌洗及阴道擦洗上药

（一）坐浴

【技术简介】

坐浴是借助水温与药液的作用，促进局部血液循环，增强抵抗力，减轻外阴局部的炎症及疼痛，使创面清洁，有利于组织恢复。

【操作准备】

坐浴椅、消毒用的坐浴盆、药物、纱布或干净小毛巾。

【操作流程】

（1）遵医嘱配制坐浴溶液或温开水。坐浴液温度以病人舒适为宜，一般为 38～40℃。

（2）将坐浴盆放在坐浴椅上，嘱病人将整个外阴部浸在药液或温水中 20～30 分钟。

（3）坐浴后擦干会阴部，有伤口者局部换药。

【注意事项】

（1）坐浴溶液的温度不可过高，防止烫伤皮肤，水温下降后应及时调节。

（2）坐浴水量不易过多，以免坐浴时外溢。

（3）阴道有出血者禁止坐浴。

（二）阴道灌洗

【技术简介】

阴道灌洗是利用消毒液对阴道部位进行清洗的技术。目的是促进阴道血液循环，减少阴道分泌物，缓解局部充血，达到控制和治疗炎症的目的。

【操作准备】

垫巾、窥阴器、灌洗桶、橡皮管、灌洗头、弯盘、污物桶、适宜温度的灌洗药液、阴道用药、无菌纱球。

【操作流程】

（1）病人取膀胱截石位，暴露会阴部。

（2）将灌洗筒挂至距离床沿 60～70cm 高处，连接橡皮管排去管内空气，测水温后备用。

（3）用灌洗液先冲洗外阴部，将窥阴器插入阴道内，将灌洗头沿阴道纵壁方向插入至后穹隆处开始灌洗，冲洗时轻轻旋转窥阴器更换位置，使灌洗液能达到阴道各部冲净为止，拔出灌洗头，再冲洗一次外阴，扶病人坐起，使阴道内液体流出。

（4）灌洗毕，协助病人擦净外阴，穿好衣裤。

【注意事项】

（1）灌洗液以 41～43℃或病人感觉舒适为宜。

（2）阴道有出血者不做阴道灌洗。

（三）阴道擦洗上药

【技术简介】

会阴擦洗/给药是利用消毒液对会阴部进行擦洗的技术。目的是保持局部清洁，促进病人舒适和会阴伤口的愈合，防止生殖系统、泌尿系统的逆行感染。

【操作准备】

窥阴器、长镊或海绵钳、药物、碘伏纱球、无菌干纱球。

【操作流程】

（1）准备好用物，协助病人取膀胱截石位。

（2）用碘伏纱球先消毒外阴部，再置窥阴器暴露宫颈，依次为宫颈—阴道穹窿—阴道壁。

（3）用干纱球擦净多余消毒液。

（4）遵医嘱局部置药，可用喷粉管将呋喃西林粉喷于宫颈上，若是药片需放置于后穹窿。

（5）取出窥阴器，防止将药物带出。

（6）协助病人擦净外阴穿好衣裤。

【注意事项】

（1）注意保暖，遮挡病人。

（2）充分暴露宫颈，擦洗要彻底。

二、测宫高、腹围，听诊胎心音及骨盆外测量

（一）测宫高、腹围

【技术简介】

用手测宫底高度，用软尺测耻骨上方至子宫

底的弧形长度及腹围值。借助器械测量及腹围。以了解胎儿发育情况。

【操作准备】

检查床、卷尺。

【操作流程】

（1）向孕妇解释操作目的，以取得合作，嘱孕妇排空膀胱。

（2）协助孕妇呈仰卧屈膝位，双腿稍分开，暴露腹部。

（3）护士站于孕妇右侧，左手持卷尺零端置于宫底，右手将卷尺向下拉开。使卷尺紧贴于腹部至耻骨联合上缘中点，读数值并记录宫高。

（4）再将卷尺经脐绕腹部 1 周，读数值并记录腹围。

（5）协助孕妇整理衣裤。

【注意事项】

（1）注意保暖和遮挡病人。

（2）测量数字要准确。

（二）听诊胎心音

【技术简介】

借助听诊器或多普勒听诊仪，听胎心搏动声，以获得每分钟的胎心率。

【操作准备】

检查床，听诊器或多普勒听诊仪，有秒针的手表。

【操作流程】

（1）向孕妇解释操作目的，以取得合作。

（2）协助孕妇仰卧于床上，暴露腹部。

（3）触清胎方位。

（4）将听诊器置于适当位置 ①枕先露位于孕妇脐下方（左或右）；②臀先露位于近脐部上方（左或右）；③横位时位于脐周围。

（5）听到胎心搏动声，同时看表，数30秒胎心音，异常时听1分钟，记录数据，正常胎心为120~160次/分。

（6）协助孕妇整理衣裤。

【注意事项】

（1）注意保暖和遮挡病人。

（2）测听胎心音应注意准确性。

（3）注意胎心音的节律和速度，并与脐带杂音相区别。

（三）骨盆外测量

【技术简介】

为了解孕妇骨产道的情况，判断胎儿能否经阴道娩出。借助器械进行骨盆各平面及其径线的外测量。

【操作准备】

检查床、骨盆测量尺。

【操作流程】

向孕妇解释操作目的，以取得合作。

1. 髂棘间径　协助孕妇平卧位于检查床上；测量两髂前上棘外缘的距离；查看数据并记录，正常值为23～26cm。

2. 髂嵴间径　协助孕妇平卧位于检查床上；测量两髂嵴外缘最宽距离；查看数据并记录，正常值为25～28cm。

3. 骶耻外径　协助孕妇取左侧卧位，右腿伸直，左腿屈曲；测量第5腰椎棘突下至耻骨联合上缘中点距离；查看数据并记录，正常值为18～20cm。

4. 出口横径（坐骨结节间径）　协助孕妇呈仰卧位，两腿弯曲双手紧抱双膝；测量两坐骨结节内侧缘的距离；查看数据并记录，正常值为8.5～9.5cm。

5. 耻骨弓角度　协助孕妇呈仰卧位，两腿弯曲，双手紧抱双膝；用左右两拇指尖斜着对拢，放置于耻骨联合下缘，左右两拇指平放于耻骨降支上面；测量两拇指间的角度并记录，正常值为90°；协助孕妇整理衣裤，整理用物，放回原处。

【注意事项】

（1）动作要轻柔。

（2）注意保暖和遮挡病人。

（3）测量数据要准确。

三、产后外阴冲洗及外阴湿热敷

（一）产后外阴冲洗

【技术简介】

为保证产后外阴部清洁，防止感染。每日用

消毒液进行外阴部冲洗或擦洗。大便后，用水清洗会阴。

【操作准备】

无菌长镊或海绵钳、冲洗壶、酒精纱球、大纱球或大棉球、纱布，另备消毒冲洗液温开水、便盆1个、屏风。

【操作流程】

(1) 推治疗车于病人床尾，查对床号、姓名，向病人解释操作的目的，以取得合作。

(2) 脱下右侧裤腿，嘱产妇仰卧，双腿屈曲、外展，置便盆于臀下，便盆下置一垫巾。

(3) 护士站于病人右侧，右手持海绵钳或长镊夹大纱球，左手持冲洗壶，边冲洗边擦拭，冲净血迹。

(4) 擦拭冲洗顺序为阴阜→小阴唇→大阴唇→会阴体→大腿内上1/3→肛门。如有会阴侧切伤口，当冲到伤口时应更换纱球。

(5) 用纱布或大纱球擦干伤口及外阴，撤出便盆。

(6) 协助穿好衣裤，嘱产妇经常更换卫生巾，保持会阴部清洁干燥。

(7) 整理床单位及用品，用乙醇纱球擦手。

【注意事项】

(1) 注意保暖和遮挡产妇。

(2) 冲洗水温为40～42℃，以产妇感到舒适为宜。

（3）冲洗后的余液及时倾倒，余液不得留至下次冲洗用。

（4）所有冲洗用品均为消毒灭菌物品，冲洗顺序为由上向下、由内向外。

（5）冲洗过程中要注意观察会阴有无水肿、血肿；会阴伤口有无红肿感染及伤口愈合情况，如有异常，应及时报告医师，遵医嘱给予相应处理。

（6）冲洗中更换纱球时，用另一无菌钳将容器中纱球取出使用。

（7）遵医嘱进行外阴冲洗消毒，每日2~3次，至会阴伤口拆线为止。

（二）外阴湿热敷

【技术简介】

外阴湿热敷是应用热原理和药物化学反应直接接触患区，促进血液循环，增强局部白细胞吞噬作用，加速组织再生和消炎、止痛。

【操作准备】

热水袋、换药包（无菌镊2把、无菌纱布2块、弯盘1个）垫巾2块、加热的95%乙醇或50%硫酸镁溶液。

【操作流程】

（1）备齐物品，推治疗车于床旁，查对床号、姓名，向产妇解释操作目的，以取得合作。

（2）产妇脱下右侧裤腿，嘱产妇仰卧，双腿屈曲、外展，臀下置一垫巾。

（3）打开换药包把所需的热溶液倒入弯盘内，将纱布浸透并用双手持镊子把纱布拧至不滴水，温度适宜后用镊子将纱布铺平放于需热敷的部位。

（4）垫巾塑料面朝内盖于纱布上，外放热水袋（水温为60～70℃）盖好被子。

（5）热敷后协助产妇穿好衣裤，整理用物。

【注意事项】

（1）如外阴有血迹及分泌物时，应先冲洗外阴。

（2）注意保暖和遮挡产妇。

（3）所有用品均为灭菌消毒物品。

（4）湿热敷过程中要注意观察外阴伤口，发现异常，应及时汇报医师，遵医嘱给予相应处理。

（5）湿热敷的温度一般为41～48℃或以产妇感觉舒适为宜，防止烫伤。湿热敷时间为20～30分钟，每日1～2次。

（6）休克、虚脱、昏迷、感觉迟钝等产妇尤应警惕防止烫伤。

（7）在湿热敷过程中，要经常巡视病房，询问产妇温度是否适宜，及时调整。

四、挤奶技术及产时会阴冲洗

（一）挤奶技术

【技术简介】

由于某些原因，产妇不能直接进行母乳喂养

时，应挤出足够的乳汁入容器内，保存在冰箱中，于24小时内喂哺新生儿。

【操作准备】

大口清洁容器1个、毛巾1条。

【操作流程】

(1) 洗净双手。

(2) 坐或站均可，以产妇感到舒适为宜。

(3) 将热毛巾敷一侧乳房3～5分钟后，一手置于乳房下托起乳房，另一手以小鱼际按顺时针方向螺旋式按摩乳房。

(4) 将容器靠近乳房。

(5) 将拇指及示指放在乳晕上下方距乳头根部2cm处，二指相对，其他手指托住乳房。

(6) 拇指及示指向胸壁方向轻轻下压，不可压得太深，否则将引起乳腺导管阻塞。

(7) 压力应作用在拇指及示指间乳晕下方的乳房组织上，即必须压在乳晕下方的乳窦上。

(8) 依各个方向按照同样方法压乳晕，要做到使乳房内每一个乳窦的乳汁都被挤出。

(9) 一侧乳房至少挤压3～5分钟，待乳汁少了，就可挤压另一侧乳房，如此反复数次。

(10) 为挤出足够的乳汁，持续时间应以20～30分钟为宜。

【注意事项】

(1) 首先要向产妇讲解挤奶的目的，以树立母乳喂养的信心。

（2）挤奶时，注意室内温度，不要过于暴露。

（3）按摩时力量要适度，切忌用力过猛。

（4）压乳晕的手指不应有滑动或摩擦式动作，应类似于滚动式动作。

（5）不要挤压乳头，因为压或挤乳头不会出奶。

（6）选择大口容器为好，每次尽量将乳汁挤干净。

（7）挤出的乳汁保存在冰箱内，于24小时内喂哺新生儿。

（二）产时会阴冲洗

【技术简介】

产妇进入第二产程后，做好接产准备工作，冲洗、消毒外阴部、会阴及肛门周围。

【操作准备】

冲洗盘内置盛38～40℃温水的1000ml的量杯2个、无菌镊子4把、无菌敷料罐2个（一个内盛10%～20%肥皂水纱布，另一个内盛碘伏原液纱布），无菌接生巾、垫巾，污水桶。

【操作流程】

（1）向产妇解释操作目的以取得配合。嘱产妇仰卧位，将两大腿屈曲分开，充分暴露外阴部，拆产台时，操作人员站在床尾部。连产台时操作人员站在产妇右侧。

（2）将产床调节成床尾稍向下倾斜的位置，

并将产妇腰下的衣服向上拉，以免冲洗时浸湿。

（3）用镊子夹取肥皂水纱布 1 块，先擦洗阴阜、左右腹股沟、左右大腿内侧上 1/3 处，再擦洗会阴体、两侧臀部，擦洗时稍用力，然后弃掉纱布。

（4）再取肥皂水纱布 1 块，按顺序擦洗尿道口→阴道口→小阴唇→大阴唇→会阴体，稍用力，最后擦肛门，弃掉纱布及镊子。

（5）用温水由外至内缓慢冲净皂迹（冲洗前，操作者可将水倒在手腕部测温，待温度合适后，再给产妇冲洗）。

（6）再按（3）、（4）、（5）程序重复 1 遍。

（7）夹取碘伏原液纱布 1 块，消毒外阴一遍。擦洗顺序为尿道口→阴道口→小阴唇→大阴唇→阴阜，换第 2 块碘伏原液纱布擦洗腹股沟→大腿内上 1/3 处→会阴体→肛门，不要超出温水冲洗清洁范围，弃镊。

（8）撤出臀下垫巾，垫好无菌接生巾。

【注意事项】

（1）为产妇保暖和遮挡，水温为 39～41℃以产妇感觉适合为宜。

（2）所有冲洗用品均为灭菌物品，每日更换 1 次，并注明开启时间和日期，严格无菌操作。

（3）冲洗过程中要注意观察产程进展，发现异常，应及时向医师报告，遵医嘱给予相应处理。

五、铺产台及剖宫产时新生儿护理

（一）铺产台

【技术简介】

产妇进入第二产程后，接产者按无菌要求常规洗手、戴手套及穿手术衣，打开产包铺好消毒巾，准备接产。

【操作准备】

产包内置外包布、内包布、产单、气门芯 1 或 2 个、接生巾 5 块、裤套 2 只、计血器、止血钳 3 把、断脐剪、脐带卷、钢尺、换药碗 2 个。

【操作流程】

（1）向产妇解释操作目的，以取得合作。

（2）刷手毕，取屈肘手高姿势，由侧门进入产房。

（3）助手将产包外包布打开。

（4）接生者穿隔离衣、戴手套，检查产包内消毒指示卡是否达消毒标准，双手拿住产单的上侧两角，用两端的折角将双手包住，嘱产妇抬臀，将产单的近端铺于产妇臀下，取裤套（由助手协助抬起产妇左腿）套于产妇左腿，助手尽量拉裤套至产妇大腿根部，在大腿外侧打结。用同样方法穿右侧。

（5）接生者更换手套，将接生巾打开，一侧反折盖于腹部。准备接生物品，将器械、敷料按接生使用顺序摆好。

（6）助手将新生儿襁褓准备好，室温不到26～28℃时应提前预热，同时准备好新生儿复苏辐射台。

【注意事项】

（1）检查产包有无潮湿、松散等被污染的情况。

（2）嘱产妇及陪产家属勿触摸无菌物品。

（3）注意给产妇保暖。

（二）剖宫产时新生儿的护理

【技术简介】

对实施剖宫产的新生儿，除按正常新生儿生理特点护理外，应重点观察呼吸情况、皮肤颜色，及时发现缺氧及窒息。

【操作准备】

新生儿处理包内置接生巾 2 块、纱布 2 块、止血钳 2 把、断脐剪、洗耳球、钢尺、气门芯 1～2个。新生儿复苏物品准备同正常接生法。

【操作流程】

（1）术者将手洗净，打开新生儿辐射台开关并在辐射台上打开新生儿处理包外包布。

（2）戴手套，穿隔离衣，将用物摆好，打开一块接生巾折成双层，托在双手上准备接新生儿。

（3）新生儿放于辐射台上，常规处理脐带。

（4）抱新生儿给产妇辨别性别。

（5）检查胎盘、胎膜是否完整，测量大小，同时测量脐带长度并记录。

（6）手术室护士用襁褓将新生儿包好。

（7）协助新生儿与母亲进行皮肤接触（脸部与脸部的皮肤接触）。清洗器械，放入敷料准备间。

（8）新生儿送回产房由医师负责查体，测量身长、体重并记录查体结果。在新生儿记录单上按左足印，右手带腕条（注明母亲姓名、新生儿性别、出生时间），肌内注射维生素 K_1、乙肝疫苗。

（9）在剖宫产登记本上登记。将新生儿送入母婴同室病房。

【注意事项】

（1）注意室内温度，温度低时应及时打开辐射台开关。

（2）新生儿与母亲进行局部皮肤接触时，注意保暖。

（3）天冷时应注意给新生儿戴帽子保温。

六、胎心外监护、接生及会阴切开缝合术

（一）胎心外监护

【技术简介】

在宫缩的间歇期，用胎心听诊器或多普勒仪听胎心音，获得每分钟的胎心率。有条件可用胎儿监护仪连续监测胎心率，观察胎心率的变化及其与宫缩、胎动的关系，了解胎儿在宫内的状况。

【操作准备】

胎心监护仪、超声波耦合剂。

【操作流程】

（1）向产妇解释做胎心监护的目的，以取得合作。

（2）产妇排尿后取约 15° 斜坡位，左侧卧位 30°。

（3）用四部触诊手法了解胎方位，将胎心探头、宫腔压力探头涂耦合剂，固定于产妇腹部相应的部位。

（4）胎儿反应正常时行胎心监护 20 分钟，异常时可根据情况酌情延长监护时间。

（5）监测后协助产妇取舒适卧位，整理监护用物。

（6）医师做出报告并将胎心临护曲线图黏贴于病历报告单上保存。

【注意事项】

（1）在监护中注意胎心变化及胎动情况。

（2）注意探头是否有滑脱现象，及时调整部位。

（二）接生

【技术简介】

助产者徒手或借助器械，协助胎儿及其附属物从临产开始到全部从母体顺利娩出的过程。

【操作准备】

1. 物品准备　产包、新生儿复苏辐射台、复苏器、大小面罩、各种型号气管插管、婴儿低压吸引器、吸痰管、新生儿喉镜、氧气、注射器。

2. 药品准备 肾上腺素、生理氯化钠溶液、纳洛酮。

【操作流程】

1. 术前宣教 向产妇解释操作目的，以取得合作。

2. 指导产妇正确用腹压 指导产妇在宫缩期间屏气，用腹压做向下用力的动作，以推动胎儿下降，加速产程进展。产妇用力时可取舒适的体位。医务人员应及时给予产妇鼓励以增强信心。

3. 接生准备 当初产妇宫口开全、经产妇宫口开大3～4cm时，应做好接生的准备工作，如调整产床角度、产时外阴冲洗、消毒外阴部。接生人员按无菌操作常规刷手消毒，助手协助打开产包，接生者铺产台准备接生。

4. 接生 接生者协助胎头俯屈，在胎头拨露接近着冠时，右手持一接生巾内垫纱布保护会阴，左手在子宫收缩时协助胎头俯屈，用力适度，使胎头以最小径线（枕下前囟径）在子宫收缩间歇期间缓慢地通过阴道口以避免会阴严重裂伤。胎头娩出后，右手仍应保护会阴，不要急于娩出胎肩，先用左手自胎儿鼻根部向下挤压，挤出口、鼻内的黏液和羊水，挤压用力要适度。然后协助胎头外旋转，使胎儿双肩径与骨盆出口前后径相一致。左手将胎儿颈部向下压，使前肩自耻骨弓下先娩出，继之再托胎儿颈部向上使后肩从会阴体前缘缓慢娩出。双肩娩出后，保护会阴的右手方可松开，将接生巾压向产妇臀下，防止接生巾污染其他用物，最后双手协助胎体及下肢以侧位娩出，将新生儿轻柔放在产台上。在距脐带根部15～20cm处，用两把止血钳夹住脐带，在两钳之间剪断脐带。将计血器垫于产妇臀下计量出血量。

5. 新生儿护理

（1）清理呼吸道　置新生儿仰卧位于辐射台上，迅速擦干新生儿身上的羊水和血迹，撤掉湿巾，呈头稍后仰位，注意新生儿保暖。用洗耳球或吸痰管清除新生儿口、鼻腔的黏液和羊水，以免吸入肺内。

（2）脐带处理　用2.5%碘酊消毒脐带根部周围，直径约5cm，以脐轮为中心向上消毒约5cm。用75%乙醇脱碘2遍，注意将碘脱净，在距脐根部1cm处用止血钳夹住并在止血钳上方剪断脐带，将气门芯或脐带夹套在或夹在距脐带根部0.5cm处。用5%碘酊消毒脐带断端，注意药液不可触及新生儿皮肤以免灼伤，以无菌纱布包好，用弹性绷带或脐带纱布包扎固定。将新生儿托起，让产妇看清性别交台下护士。

（3）新生儿查体　为新生儿测量体重、身长，做全身初步检查，了解有无产伤、畸形等，检查后记录。在新生儿记录单上按左足印，右手带腕条，写明母亲姓名、新生儿性别、出生时间，肌内注射维生素 K_1、乙肝疫苗。处理时注意保暖。

（4）新生儿皮肤接触　新生儿娩出后 30 分钟内，尽早与母亲进行皮肤接触，以增进母子间的感情，有利于新生儿的保暖，防止体温下降，促进母乳喂养成功。鼓励母亲多拥抱、触摸自己的孩子，皮肤接触的时间为 30 分钟以上。

6. 第三产程的处理

（1）胎盘娩出　判断胎盘剥离征象，如胎盘已剥离，助手可轻压产妇子宫底，接生者一手轻轻牵拉脐带使胎盘娩出。当胎盘娩出至阴道口时，接生者用双手握住胎盘向同一方向旋转，同时缓慢向外牵拉，协助胎膜完整剥离排出。如在排出过程中，发现胎膜部分断裂，可用止血钳将断裂上端的胎膜全部夹住，再继续向原方向旋转，直至胎膜完全排出。胎盘胎膜娩出后，立即静脉或肌内注射缩宫素 10U，按摩子宫刺激其收缩，减少出血。在按摩子宫的同时注意观察阴道出血量。

（2）检查胎盘、胎膜　将胎盘铺平，用纱布将母体面的血块轻轻擦掉，观察胎盘母体面有无缺损，并测量缺损面积，母体全面检查完毕后将胎盘提起，检查胎膜是否完整，仔细检查胎儿面边缘有无断裂血管，以便及时发现副胎盘，如有副胎盘、部分胎盘或大块胎膜残留时应报告医师酌情处理。测量胎盘大小和脐带长度，检查脐带内血管。

（3）检查软产道　胎盘娩出后，用无菌纱布擦净外阴血迹。仔细检查会阴、小阴唇内侧、尿道口周围、阴道壁及宫颈有无裂伤。如有裂伤，应立即按解剖结构缝合。

【注意事项】

当呼吸道黏液和羊水已吸净而仍无哭声时，可用手触摸新生儿背部或轻弹足底以诱发呼吸。新生儿大声啼哭，表示呼吸道已通畅。

（三）会阴切开缝合术

【技术简介】

为初产妇助产而实施会阴后－侧切开或会阴正中切开术。待胎盘娩出后，检查有无阴道其他部位裂伤，将两侧皮下组织对位缝合。

【操作准备】

侧切缝合包内有包布 1 块、接生巾 1 块、侧切剪 1 把、线剪 1 把、持针器 1 把、有齿小镊子 1 把、止血钳 2 把、50ml 小量杯 2 个、纱布 4 块、肠线、丝线、20ml 注射器、7 号长针、碘伏。

【操作流程】

1. 皮肤消毒 用碘伏以侧切口为中心，由里向外消毒，直径大于 10cm 消毒 2 次。

2. 麻醉 以左侧切为例，用 0.5% ~1% 普鲁卡因 20ml 进行阴部神经阻滞麻醉和局部浸润麻醉。术者将左手示指放入阴道内，触清该侧坐骨棘的位置。右手持 7 号长针头，在左侧坐骨结节至肛门连线中点稍偏向坐骨结节处，先注射一皮丘，然后在阴道内手指的引导下，将针头刺向坐骨棘内下方，即阴部神经经过的部位。先回抽，如无回血，局部注射普鲁卡因溶液10ml，即可麻醉阴部神经。然后将针退至皮下，再向切口至会阴体方向及坐骨结节处，做扇形浸润麻醉。普鲁卡因总量应控制在40ml左右。

3. 左侧会阴切开 经阴部神经阻滞麻醉后，术者将左手示指和中指伸入阴道，并稍分开，放于先露与阴道壁之间。右手将侧切剪张开，一叶置于阴道外，一叶沿示、中指间入阴道。切线与垂直线约成45°角，侧切剪刀刃应与皮肤垂直，待宫缩会阴皮肤绷紧时，一次全层剪开，会阴体高度膨隆时，侧切切口交角应略大于45°，长度视需要而定，通常3～5cm。剪开后，可用无菌生理氯化钠溶液纱布压迫止血。有小动脉出血者，应结扎血管。

4. 缝合 分娩结束后，仔细检查会阴伤口，有无深延、上延，检查阴道壁是否裂伤，有无血肿。一切正常后按解剖层次缝合。

（1）用生理氯化钠溶液冲洗外阴及切口，重新更换无菌手套，铺接生巾（遮住肛门）。

（2）阴道放入尾纱，从切口顶端上方超过0.5cm处开始缝合，用圆针和肠线间断或连续缝合阴道黏膜至处女膜内缘处打结，注意将两侧处女膜的切缘对齐。

（3）继之用肠线间断缝合肌层，严格止血，不留无效腔。缝线不宜过深，防止穿透直肠黏膜。

（4）用碘伏消毒切口两侧皮肤，消毒时用纱布遮挡切口，以免造成产妇疼痛。用丝线间断缝合皮肤，缝线松紧度适宜，也可用肠线连续皮肤内缝合。

（5）缝合结束后，检查切口顶端是否有空隙，阴道内是否有纱布遗留，取出尾纱。

（6）用镊子对合表皮，防止表皮边缘内卷，影响愈合。

【注意事项】

（1）用生理盐水将切口及周围皮肤擦净，嘱产妇向健侧卧位，保持切口局部清洁干燥。

（2）检查有无肠线穿透直肠。

（3）巡回护士将产床调节成水平位，帮助产妇放平双腿休息，注意给产妇保暖。

七、疫苗接种

（一）乙肝疫苗接种

【技术简介】

乙肝疫苗为基因工程疫苗，接种对象出生24小时内接种第1剂次，月龄1个月、6个月时分别接种1次。

【操作准备】

基础治疗盘1个、1ml注射器、乙肝疫苗、乙肝疫苗接种卡片。

【操作流程】

（1）新生儿出生后在产房内接种，应严格查对。

（2）用1ml注射器抽取10μg乙肝疫苗。

（3）暴露新生儿右上臂外侧三角肌，用75%乙醇消毒皮肤，待干后肌内注射。

（4）整理用物，填写乙肝疫苗接种卡片。

【注意事项】

（1）出生后24小时内注射乙肝疫苗。

（2）无论产妇是否感染乙型病毒性肝炎病毒，新生儿均注射10μg乙肝疫苗。

（3）新生儿体重<2500g，暂时不接种，待体重增长到2500g后到指定医院补种。

（二）卡介苗接种

【技术简介】

卡介苗为减毒活菌苗。接种对象出生时给予接种1次。

【操作准备】

基础治疗盘1个、1ml注射器、卡介苗及缓冲液、卡介苗接种卡片。

【操作流程】

（1）将新生儿推至治疗室，严格查对。

（2）将卡介苗溶液充分混合，用1ml注射器抽取0.1ml药液。

（3）暴露新生儿左臂三角肌下缘，用75%乙醇消毒皮肤，待干后皮内注射0.1ml药液。

（4）将接种后的用物，如注射器、安瓿、棉签放入医用垃圾袋内。

（5）接种后在新生儿床头卡注明“已种”字样，填写卡片，出院时交产妇。

（6）记录保健手册，并向母亲讲解注射后局部会出现脓肿、结痂等现象，指导复查时间、地点。

【注意事项】

（1）卡介苗是活菌苗，应保存在冰箱内（2～8℃）。

（2）注射前核对卡介苗品名、剂量、批号和有效期，接种前需先振荡菌苗使之均匀，吸入注射器内也应随时摇匀，如发现有不可摇散的颗粒、药瓶有破漏、瓶签不清楚以及菌苗过期等情况都应废弃。接种时注意记录批号。

（3）安瓿打开后应在1小时内用完，不可在阳光下接种，否则影响效果。

（4）卡介苗为低毒性活结核杆菌，多余菌苗应放入医用垃圾袋内。

（5）1个月接种不同疫苗时，不可在同一侧肢体接种。

（6）注射部位不宜过深，局部呈皮丘、变白为宜。

八、脐部、臀部及鹅口疮护理

（一）脐部护理

【技术简介】

通过护理方法，保护脐部干燥、清洁，防止发生新生儿脐炎。

【操作准备】

治疗盘、75%乙醇、棉签。

【操作流程】

（1）新生儿沐浴后，用消毒干棉签蘸干脐轮周围的水，再用1～2根75%乙醇棉签消毒脐轮及脐带残端。

（2）脐带脱落后应继续用75%乙醇消毒脐轮直至分泌物消失。

【注意事项】

观察脐部有无异常分泌物，有无出血、渗血、皮肤红肿等异常情况。

（二）臀部护理

【技术简介】

为婴儿及时更换尿布，可保持臀部皮肤清洁、干燥、舒适，防止尿液、粪便等因素对皮肤长时间的刺激，预防尿布皮炎的发生或使原有的尿布皮炎逐步痊愈。

【操作准备】

尿布1块、小毛巾1块、护臀霜或鞣酸软膏。

【操作流程】

（1）排尿后撤去尿布，用湿纸巾擦净会阴部及臀部，更换清洁尿布。

（2）排便后用温水清洁臀部，小毛巾蘸干，涂护臀霜，更换清洁尿布。

【注意事项】

动作应轻柔、敏捷，注意保暖，尿布松紧大

小适当。

（三）鹅口疮护理

【技术简介】

为白色念珠菌感染所致，特征是在口腔黏膜表面出现白色或灰白色乳凝块样小点或小片状物，不易拭去。应注意口腔清洁，给予局部用药。

【操作准备】

治疗盘、棉签、2%碳酸氢钠或10万U/ml制霉菌素混悬液、小毛巾。

【操作流程】

（1）洗净双手，检查口腔黏膜。

（2）颈下围小毛巾，头偏向一侧。

（3）用棉签蘸药液涂擦口腔黏膜鹅口疮处，反复擦拭2遍，每日4次，每次喂奶后涂搽。

（4）擦拭后用小毛巾擦净口角，整理用物。

【注意事项】

（1）使用过的用物注意消毒，避免交叉感染。

（2）母乳喂养的病儿在喂奶后将药物涂于母亲乳头，每日4次，病愈后7日停药，行人工喂养时，奶瓶用后即煮沸消毒。

九、新生儿沐浴、新生儿家庭式沐浴及新生儿抚触

（一）新生儿沐浴

【技术简介】

通过对婴儿进行沐浴，保持婴儿皮肤清洁、

舒适，协助皮肤排泄和散热。

【操作准备】

处置台或处置车、新生儿衣服、尿布、大小毛巾、无刺激性婴儿浴液、消毒棉签、大纱球、75%乙醇、20%鞣酸软膏或护臀霜、消毒植物油或液状石蜡、婴儿爽身粉、磅秤、沐浴装置1套。

【操作流程】

（1）调节室温至26～28℃，水温为39～41℃，浴水以流动水为宜。

（2）护士洗净双手，解开新生儿包被、检查腕条，核对姓名、床号。

（3）称体重并记录。

（4）脱衣服解尿布，护士以左前臂托住新生儿背部，左手掌托住其头颈部，将新生儿下肢夹在左腋下移至沐浴池，护士先用右前臂内侧试水温适宜，用小毛巾或纱球为新生儿擦洗双眼（由内眦洗向外眦），洗净脸部，洗头时用左手拇指和中指将新生儿双耳郭向内盖住耳孔（防止水流入造成内耳感染），清洗顺序为头→颈→腋下→上肢→手→胸背。然后掉转新生儿头部，将新生儿头枕在护士左肘部，清洗腹部、腹股沟、臀部及下肢，注意洗净皮肤皱褶处。

（5）将新生儿抱至处置台上，用大毛巾轻轻擦干全身，脐部用75%乙醇棉签擦拭，在颈下、腋下、腹股沟处撒爽身粉（女婴腹股沟撒爽身粉时遮盖会阴部），臀部搽20%鞣酸软膏，穿上衣服，兜尿布。

(6) 查对腕条、床头卡，放回婴儿床。

【注意事项】

(1) 洗澡时应注意观察新生儿全身情况，注意皮肤是否红润、干燥，有无发绀、斑点、皮疹、脓疱、黄疸。脐部有无红肿、分泌物及渗血，肢体活动有无异常，发现异常情况及时处理并报告医生。

(2) 沐浴时间应在新生儿吃奶后1小时，沐浴露不要直接倒在新生儿皮肤上。

(3) 保持室温、水温恒定，沐浴环境必须舒适、无风无尘。

(4) 动作轻柔，注意保暖，避免受凉及损伤。

(5) 沐浴时勿使水进入耳、鼻、口、眼内。

(6) 腕带脱落应及时补上。

(7) 颈下撒爽身粉时要用手掌遮盖新生儿口鼻。防止粉末吸入呼吸道。

(8) 洗头时注意洗耳后。

(二) 新生儿家庭式沐浴

【技术简介】

通过对婴儿进行沐浴，保持婴儿皮肤清洁、舒适，协助皮肤排泄和散热。

【操作准备】

处置台或处置车、新生儿衣服、尿布、大小毛巾、无刺激性婴儿浴液、消毒棉签、75%乙醇、

20%鞣酸软膏或护臀霜、消毒植物油、婴儿爽身粉、沐浴盆1个、磅秤。

【操作流程】

(1) 调节室温至26～28℃，水温39～41℃，或以前臂内侧试温度感觉不烫即可，水量为1/2～2/3盆。

(2) 洗净双手，解开包被、查对手腕带，核对姓名、床号。

(3) 称体重并记录。

(4) 护士以左前臂托住新生儿背部，左手托住其头颈部，将新生儿下肢夹在左腋下，先用清水洗净脸部（先洗眼睛，由内眦洗向外眦）；再将沐浴露约10ml入浴盆中搅匀，护士用左手托住新生儿头颈部，用拇指和中指将新生儿双耳郭向内盖住耳孔（防止水流入造成内耳感染），洗头，洗净后擦干。

(5) 脱衣服解尿布，检查全身情况，以左手托住新生儿头颈，右手握住新生儿双下肢踝部，将新生儿放入水中，左手托头颈部，右手用小毛巾洗颈下、腋下、双上肢、手、躯干、腹股沟及臀部、双下肢。注意洗净皮肤皱褶处，洗腹部时注意将新生儿全部浸入水中。

(6) 将新生儿抱至处置台上，用浴巾迅速轻轻沾干全身，脐轮用75%乙醇棉签擦拭，在颈下、腋下、腹股沟处撒爽身粉（女婴腹股沟撒爽身粉时应遮盖会阴部），臀部搽20%鞣酸软膏，穿上衣服，兜尿布。

（7）查对床头卡，腕条，放回婴儿床。

【注意事项】

同新生儿沐浴，出院前应向母亲讲解沐浴操作的要点，便于出院后家庭护理。

（三）新生儿抚触

【技术简介】

通过对婴儿进行抚触动作，促进婴儿与父母的情感交流，促进神经系统的发育，提高免疫力，加快食物的消化吸收，减少婴儿哭闹，增加睡眠。

【操作准备】

室温计1个、尿布1块、润肤用品、包被1条。

【操作流程】

（1）保持室温28℃，护士操作前洗净双手，剪短指甲，双手涂润肤油。

（2）将新生儿放置在包被上，解开新生儿衣物，检查全身情况，及时更换尿布。

（3）抚触顺序为头部→胸部→腹部→上肢→手→下肢→背部→臀部→脚，要求动作要到位，开始轻柔，然后逐渐加力。整套动作要连贯熟练。

（4）动作要求　每个部位的动作重复4～6次。

1）头面部　①两拇指指腹从眉间向两侧推至发迹；②两拇指从下颌部中央向两侧以上滑行，让上下唇形成微笑状；③一手托头，用另一手的指腹从前额发际抚向脑后，避开囟门；最后示、中指分别在耳后乳突部轻压一下；换手，同法抚触另半部。

2）胸部　两手分别从胸部的外下方（两侧肋下缘）向对侧上方交叉推进，至两侧肩部，在胸部划一个大的交叉，避开新生儿的乳头。

3）腹部　示指、中指依次从新生儿的右下腹至上腹向左下腹移动，呈顺时针方向画半圆，避开新生儿的脐部和膀胱。

4）四肢　两手交替抓住新生儿的一侧上肢，从上臂至手腕轻轻滑行，然后在滑行的过程中从近端向远端分段挤捏。对侧及双下肢做法相同。用拇指指腹从新生儿掌面（脚跟）向手指（脚趾）方向推进，并从手指（脚趾）两侧，轻轻提拉每个手指（脚趾）。

5）背部　以脊椎为中分线，双手分别平行放在脊椎两侧，往相反方向重复移动双手；从背部上端开始逐步向下渐至臀部，最后由头顶沿脊椎抚触至骶部、臀部。

【注意事项】

（1）窒息抢救、观察期新生儿、颅内出血、皮下出血新生儿等有特殊情况的暂停抚触。

（2）根据新生儿状态决定抚触时间，一般时间为10~15分钟，注意避免在新生儿饥饿或进食后1小时内抚触。每日1~2次为佳，建议最好在新生儿沐浴后进行。

（3）抚触者应洗净双手再把润肤油倒在手

中，揉搓双手温暖后再进行抚触。

（4）在抚触进行中，如出现哭闹、肌张力提高、兴奋性增加、肤色改变等，应暂时停止抚触，如持续1分钟以上应完全停止抚触。

（5）抚触时应注意与新生儿进行目光与语言交流。

十、新生儿喂养

（一）母乳喂养

【技术简介】

母乳是婴儿出生数月内天然的最好食物，一般健康母亲可提供足月儿正常生长到4～6个月时所需的营养素、能量和液体量。

【操作准备】

清洁毛巾。

【操作流程】

（1）护士、母亲洗净双手，用湿毛巾擦净乳头。喂奶前向产妇解释，并观察乳汁分泌情况。

（2）协助母亲选择舒适的体位（例如坐位、卧位），帮助母亲掌握以下技巧。新生儿的头与身体呈一条直线，新生儿的脸对着乳房，鼻头对着乳头，母亲抱着新生儿贴近自己。

（3）手托乳房的方法为手指靠在乳房下的胸壁上，并使示指支撑乳房基底部；用拇指轻压乳房上部，可以改善乳房形态，易于新生儿含接，托乳房的手不要太靠近乳头处。

（4）母亲用乳头碰新生儿的嘴唇，使新生儿张嘴。待新生儿把嘴张大后，再把乳头及大部分乳晕放新生儿口中。

【注意事项】

（1）做到按需哺乳，早开奶。

（2）乳量较少时吸完一侧再吸另一侧，如乳量较多，每次可吸吮一侧乳房，下一次哺乳时喂另一侧，做到有效吸吮。

（3）哺乳后挤出少许乳汁涂在乳头及乳晕处，可预防乳头皲裂；患乳腺炎时，可酌情进行母乳喂养；若有乳房肿胀时，应用吸奶器吸出乳汁。

（4）勿用肥皂水、乙醇等刺激性物品清洗乳头。

（5）不可随便给新生儿添加水及其他饮料。

（6）睡觉时注意不要使乳房受压，要坚持夜间哺乳。

（二）人工喂养——配奶

【技术简介】

将一定量的配方奶加入适量的温开水，搅匀使其完全溶解。

【操作准备】

500ml或1000ml量杯1个、奶粉1罐、奶粉量勺1个、无菌调奶器（搅拌棒或勺1个）、暖瓶1个、无菌奶瓶1个、温开水适量（煮沸后5～10分钟再冷却至40～60℃）、干净抹布1块。

【操作流程】

（1）擦净桌面，保持清洁。

（2）洗手后戴口罩，打开包布取出无菌量杯、调奶器、暖瓶。

（3）将量好的温开水倒入量杯，用量勺取适量奶粉倒入量杯，用搅拌勺搅匀使其完全溶解。

（4）根据新生儿奶量倒于奶瓶内。

（5）配奶用物清洗后，送高压蒸汽灭菌备用。

【注意事项】

配奶时，先准备好适量的温水，再加入奶粉搅拌，防止配方奶中营养物质的破坏。注意清洁，避免污染。

（三）人工喂养——温奶

【技术简介】

将配方奶或母乳装入奶瓶内，放热水箱中，调至40℃加温，使奶温达到38～40℃，或以前臂掌侧试温即可。

【操作准备】

无菌奶瓶、无菌奶嘴、无菌奶嘴盖、冰箱冷藏室内的母乳、无菌镊子。

【操作流程】

（1）洗手。

（2）从冰箱中取出母乳。

（3）将适量的母乳倒于奶瓶内。

（4）用镊子夹奶嘴，套上奶瓶，盖上奶嘴盖。

（5）将多余母乳存于冷藏室（可保存24小时，未用尽则应丢弃）。

（6）将奶瓶放热水箱中，调至40℃加温（或放置于50～60℃的热水中隔水加热5～10分钟）。奶温38～40℃，或以前臂掌侧试温即可。

【注意事项】

保持母乳的温度适宜，温度过高或过低可造成新生儿的不适。

（四）人工喂养——奶瓶喂养法

【技术简介】

以配方奶或其他代乳品完全替代母乳，使用奶瓶喂养，倾斜奶瓶使奶充满整个奶嘴，放在新生儿舌上，使其自己吸吮。

【操作准备】

清洁的小毛巾或面巾纸、温热的奶、尿布。

【操作流程】

（1）携用物至婴儿床旁。

（2）为新生儿更换尿布。

（3）洗手。

（4）配奶方法同本章“十、新生儿喂养”中的“（二）人工喂养——配奶”。

（5）检查奶的温度，并注意奶嘴孔大小。

（6）将小毛巾或面巾纸垫在新生儿颈部。

（7）抱起新生儿倾斜奶瓶使奶充满整个奶嘴，再放在新生儿舌上，即开始喂食。

（8）喂食中可轻轻移动奶瓶，以刺激吸吮。

（9）若新生儿停止吸吮，则可以轻拍其背部后再喂，喂食完毕后拍背以驱尽胃内空气。

（10）喂食中随时用小毛巾或面巾擦拭新生儿嘴边溢出的奶。并观察新生儿的呼吸、面色，有无呛咳等异常情况。

①将新生儿放回婴儿床，取侧卧体位，避免溢奶后窒息。

②整理用物，洗手。

③记录新生儿喂奶情况，有无大小便及其他异常情况。

【注意事项】

（1）奶瓶须经消毒后方可使用。

（2）奶嘴孔不宜过小或过大。

（3）每周测体重，评估新生儿是否获得足够的营养。

（五）人工喂养——滴管喂养法

【技术简介】

以配方奶或其他代乳品完全替代母乳，使用滴管喂养，用滴管将奶滴入婴儿口中。

【操作准备】

无菌小量杯、温热的配方奶或挤出的母乳、小毛巾或面巾纸、尿布（备用）。

【操作流程】

（1）备齐用物至婴儿床旁。

（2）检查新生儿尿布，必要时予以更换。

（3）洗手。

（4）将小毛巾或面巾纸垫在新生儿颈部。

（5）抱起新生儿用滴管将奶滴入口中。

（6）喂食后轻拍背部以驱尽胃内空气。

（7）随时用小毛巾或面巾擦拭新生儿嘴边溢出的奶。

（8）喂食中随时观察新生儿的呼吸、面色，有无呛咳等异常情况。

（9）将新生儿放回婴儿床，取侧卧体位，将头偏向一侧。

（10）整理用物，洗手。

（11）记录新生儿喂奶情况，有无大小便及其他异常情况。

【注意事项】

每周测体重，注意新生儿是否获得足够的热量和液体。喂奶过程中使新生儿舒适，喂奶中避免呛咳。

（六）人工喂养——口杯喂养法

【技术简介】

以配方奶或其他代乳品完全替代母乳，使用口杯喂养，倾斜杯口使奶刚刚能碰到新生儿的口唇，使其自己吸吮。

【操作准备】

清洁的小毛巾或面巾纸、温热的奶、无菌口杯、尿布（备用）。

【操作流程】

（1）备齐用物。

（2）检查新生儿尿布，必要时予以更换。

（3）洗手。

（4）检查奶的温度。

（5）喂哺者抱起新生儿使其保持半坐位。

（6）将小毛巾或面巾纸垫在新生儿颈部。

（7）倾斜杯口使奶刚刚能碰到新生儿的口唇，使其自己吸吮。

【注意事项】

不要将奶倒入新生儿口中，避免呛咳。喂奶后注意观察是否吐奶。

十一、婴幼儿约束法

【技术简介】

通过应用某些物品约束，达到制动目的。

【操作准备】

（1）全身约束法用物　凡能包裹病儿全身的物品皆可使用，如大毛巾、毛毯、大单等。

（2）手足约束法用物　手足约束带或纱布棉垫与绷带。

【操作流程】

1. 全身约束法

（1）将大单折成自病儿肩部至踝部的长度，将病儿放于中间。

（2）以靠近护士一侧大单紧紧包裹同侧病儿的上肢、躯干和双脚，至对侧自病儿腋窝处整齐地掖于身下。

（3）再将大单的另一侧包裹手臂及身体后，紧掖于靠护士一侧身下。如病儿过分活动，可另加绷带系于大单外。

2. 手足约束法 用约束带一端系于手腕或足踝部，另一端系于床栏上。

（1）绷带卷及棉垫法 用约束带打成双套结，以棉垫包裹手腕或足踝，将双套节套在棉垫外稍拉紧，使手足不易脱出，又不影响血液循环为限，将约束带末端系在床栏上。

（2）特制手足固定带法 使病儿平卧姿势舒服，将固定带横铺在床上相当于病儿手腕、足踝处，将约束带两端紧系于床挡的栏杆上。

【注意事项】

（1）约束带捆扎松紧要适宜，定时松解。

（2）定时观察局部皮肤血液循环状况。

（3）避免皮肤损伤，必要时局部按摩或加厚棉垫。

十二、早产儿暖箱应用

【技术简介】

利用热辐射对病儿进行开放式保暖治疗，用于病情危重病儿的抢救等。

【操作准备】

暖箱。

【操作流程】

1. 入暖箱条件 凡出生体重在2000g以下者；异常新生儿，如新生儿硬肿症、体温不升者。

2. 入暖箱前准备

（1）暖箱需先用消毒液擦拭消毒。

（2）接通电源，检查暖箱各项显示是否正常。

（3）将水槽内加入适量的蒸馏水。

（4）将暖箱调温至所需的温度预热。根据早产儿出生体重与出生天数决定暖箱温度，常规为32～35℃，相对湿度为55%～65%。

3. 入暖箱后护理

（1）密切观察病儿面色、呼吸、心率、体温变化，随体温变化调节暖箱温度。

（2）各种操作集中进行，动作要轻柔、熟练、准确。

（3）每日在固定时间测病儿体重1次。

（4）交接班时各班应交接暖箱使用情况。

（5）病儿需要暂时出暖箱接受治疗检查时要注意保温。

（6）水槽内蒸馏水每日更换1次，每周消毒暖箱1次。

（7）对出生体重低于1000g的早产儿，箱内一切用物（布类）均需经过高压消毒。

4. 出暖箱后的处理

（1）切断电源。

（2）放掉水槽内的蒸馏水。

（3）用消毒液擦拭、清洁暖箱。

（4）以紫外线灯照射30分钟后，表面置遮盖物备用。

【注意事项】

（1）暖箱不宜置于太阳直射、有对流风及取暖设备附近，以免影响箱内温度的控制。

（2）经常检查暖箱是否有故障或调节失灵现象，以保证正常使用。如果暖箱发出报警信号应及时查找原因，妥善处理。

（3）定期做细菌培养以检查清洁消毒质量。

（4）严禁骤然提高暖箱温度，以免病儿体温突然上升造成不良后果。

十三、光照疗法

【技术简介】

应用蓝光对高胆红素血症进行光照治疗，促进间接胆红素氧化分解，易于从胆汁和尿液中排出。

【操作准备】

光疗设备。

【操作流程】

1. 入箱前准备

（1）清洁光疗箱，水箱内加蒸馏水至2/3满。接通电源使箱温升至病儿适中温度，相对湿度达55%～65%。

（2）为病儿测体重、体温。

（3）将病儿裸露，戴眼罩，用长条尿布遮盖会阴部，特别要注意保护男婴生殖器。

（4）用大毛巾将箱周围围好，以防碰伤病儿。

（5）将病儿置于蓝光下，关好边门。灯管与皮肤距离为 33 ~ 50cm。

（6）登记入箱时间。

2. 入箱后观察及护理

（1）每 2 ~ 4 小时测体温 1 次，如有异常变化随时测体温，根据体温调节箱温。

（2）观察病儿精神、反应、呼吸、脉搏变化及黄疸进展程度。

（3）观察大便次数及性质，多喂水。

（4）光照射过程中如出现烦躁不安、皮肤呈花纹状、高热、惊厥等情况时应及时报告医师，找出原因，必要时可调节灯管数目，拉开边门使箱温降低。若情况不见好转，则停止光疗，出箱观察。

（5）单面照光一般应每 2 小时更换 1 次体位，可以仰卧、侧卧、俯卧交替更换。

3. 出箱护理

（1）切断电源。

（2）摘掉眼罩，将病儿衣着整理舒适，测体重。

（3）登记出箱时间。

（4）倒尽水槽中水，用有效消毒溶液擦净蓝光箱，整理完毕后备用。

【注意事项】

（1）灯管使用不得超过规定的有效时间，以保证灯管照射的效果。

（2）照射中勤巡视，及时清除病儿的呕吐物、汗水、大小便，保持箱体玻璃的透明度。工作人员为病儿检查、治疗、护理时，可戴墨镜，并严格进行交接班。

十四、婴幼儿服药法

【技术简介】

通过服药法指导达到准确、正确、安全给药。

【操作准备】

水杯（内盛有温开水）、小勺、药杯、小毛巾。

【操作流程】

（1）发药前进行查对，准确无误时方可执行。必要时碾碎片剂药。

（2）携水与药至床旁，如有粉状药先用水溶解，给病儿围上小毛巾。

（3）护士抱起病儿坐在椅子上，用左臂固定病儿的双臂及头部，如不宜抱起，则需抬高头及肩部，头偏向一侧。

（4）用小勺盛药液从嘴角处顺口颊方向慢慢喂入，待病儿将药液咽下后再将药勺拿开，以防病儿将药液吐出。

【注意事项】

（1）婴儿喂药应在喂奶前或2次喂奶间进行。

（2）病儿如有呛咳、恶心，应暂时停止喂药，轻拍后背或转移注意力，待好转后再喂。如病儿呕吐，应将头偏向一侧，防止药液误入气管内。

（3）中、西药不能同时服用，须间隔 30 ~ 60 分钟，任何中、西药均不可混于乳汁中同时哺喂。

（4）喂药时应按药物的不同性质使用不同的服药方法。

（5）训练和鼓励病儿自愿服药。

（6）因某种原因病儿不能或暂不能服药时，应将药带回保管并交班。

十五、婴幼儿灌肠法

【技术简介】

将一定的药物按照医嘱从直肠置入达到治疗目的。

【操作准备】

（1）治疗盘内置灌肠筒、玻璃接头、肛管、血管钳、垫巾、弯盘、棉签、卫生纸、润滑剂（可用液状石蜡、凡士林）、量杯、水温计、输液架、便盆、尿布。冬季备毛毯用于保暖。

（2）灌肠液常用 0.1% ~ 0.2% 的肥皂水、0.9% 氯化钠溶液，溶液温度为 39 ~ 41℃，用于降低体温时为 28 ~ 32℃。

（3）灌肠液量遵医嘱而定。

【操作流程】

（1）备齐用物携至床旁，挂灌肠筒于输液架上，灌肠筒底距离床褥30~40cm。

（2）将枕头竖放，使其厚度与便盆高度相等，下端放便盆。

（3）将垫巾放于便盆下防止污染床单位。

（4）用大毛巾包裹约束病儿双臂后使其仰卧于枕头上，臀部放在便盆宽边上。解开尿布，如无大小便则用垫巾垫在臀部与便盆之间，两腿各包裹1块垫巾分别放在便盆两侧。

（5）连接肛管并润滑其前端，排尽管内气体，用血管钳夹紧橡胶管，将肛管轻轻插入直肠（婴儿2.5~4cm，儿童5~7.5cm）后固定。再用1块尿布覆盖在会阴部之上，以保持床单位的清洁。

（6）松开止血钳，使液体缓缓流入，护士一手始终扶持肛管，同时观察病儿一般状况及灌肠液下降速度。

（7）灌毕夹紧肛管，用卫生纸包裹后轻轻拔出，放入弯盘内。若需保留灌肠液，可轻轻夹紧小儿两侧臀部数分钟。

（8）协助排便，擦净臀部，取出便盆，为小婴儿系好尿布并包裹，使其舒适。

（9）整理用物、床单位，记录溶液量与排便性质。

【注意事项】

（1）根据小儿年龄选用合适的肛管和决定灌肠液量。

（2）灌肠中注意保暖，避免受凉。液体流入速度宜慢，并注意观察小儿情况，如小儿突然腹痛或腹胀加剧应立即停止灌肠，并与医师联系，给予处理。

（3）若为降温灌肠，液体应保留30分钟后再排出，排便后30分钟再测量体温并记录。

十六、先天性巨结肠根治术前清洁灌肠法

【技术简介】

将一定的清洁肠道药物按照医嘱从直肠置入达到治疗的目的。

【操作准备】

铺治疗盘，内备温生理氯化钠溶液（39～40℃，根据病儿年龄准备1000～5000ml）、500～1000ml量杯1个、灌肠器1个、弯盘1个、大方纱2块、液状石蜡、纱布1块、肛管1根（其粗细根据病儿年龄选择）、水温计，另备垫巾、便盆。

【操作流程】

（1）加热清洁灌肠所需的生理氯化钠溶液，以水温计测量溶液温度，调节至39～41℃。

（2）核对病儿姓名、年龄，首次灌肠需查看钡灌肠平片。

（3）条件许可采取2人配合操作效果最佳，1人负责按揉腹部并固定病儿体位，另一个人负责灌洗。

（4）向病儿及家长解释，耐心说服取得合

作，并嘱其排尿后带至灌肠室。

（5）协助病儿脱去裤子，取仰卧位，请家长适当固定病儿（无陪住家长者可适当约束），双膝屈曲，将尿垫垫于臀下，臀下置便盆，盖好被单。操作者站在病儿右侧，协助者站在左侧。以液状石蜡润滑肛管前端及肛门处，分开臀部，显露肛门，将肛管缓缓插入肛门。如遇阻力应暂停，当病儿腹压下降时继续推进肛管，应通过痉挛段（可以见到大量排气排便为准），操作者左手固定肛管。以灌肠器抽吸适量灌肠液，每次 20～40ml，缓缓注入肛管。注液后协助者自右下腹→上腹→左下腹轻轻按揉病儿腹部，使灌肠液自然排出或吸出。如溶液注入或排出受阻，可协助病儿变换体位或调整肛管插入的深度，多次移动肛管，反复灌洗，并准确测量灌入量和排出量，达到出入量基本相等或出量大于注入量。

（6）若有灌肠液注入受阻，或抽吸不畅时，应检查有无粪块阻塞或肛管打折，若有粪石可在灌肠后行液状石蜡保留灌肠以使粪石软化。遇有腹胀严重者，可在灌肠后留置肛管并固定，利于粪便和气体排出。灌肠毕，用大方纱包住肛管并反折拔出放入弯盘内，擦净肛门。将病儿送回病床休息。清理用物，并消毒。

（7）整理灌肠室，开窗通风。

（8）记录结果。

【注意事项】

（1）灌肠过程中如病儿有便意时，嘱其做深呼吸。注意尽量少暴露病儿肢体，尤其是冬季，防止着凉。

（2）掌握液体温度、速度和液量。婴幼儿应严格控制灌肠液量。注入液体时，严禁按揉病儿腹部。

（3）灌肠过程中及灌肠后，应注意观察病情，发现面色苍白、精神萎靡、异常哭闹、腹胀或排出液为血性时，均应立即停止灌肠，并和医师联系。

（4）灌肠治疗期间，病儿应进无渣半流质或无渣儿童饭，避免进食水果及蔬菜，以免影响灌肠效果。

（5）灌肠液应为等张生理氯化钠溶液，排出总量（注入量＋粪便排出量－排出总量）应大于注入总量。

（6）选择软硬粗细适宜的肛管，插肛管、揉腹动作均应轻柔，如排出物有血，应停止灌肠，严密观察并报告医师以除外肠损伤。

十七、臀部烤灯法

【技术简介】

应用烤灯等对臀红等皮肤疾病进行治疗。

【操作准备】

烤灯、中单、垫巾、棉签、约束带 2 条、护臀药膏。

【操作流程】

（1）洗手后备齐用物带至病儿床旁。

（2）核对病儿姓名，并向病儿及家属解释使用目的。

（3）将烤灯打开预热、待用。

（4）用约束带约束病儿双下肢，暴露臀部需治疗的部位，垫好垫巾。

（5）调整皮肤与烤灯的距离（一般灯距为30～50cm），调节照射剂量以温热感为宜。鹅颈灯灯泡功率为25～40W，勿灼伤病儿。

（6）用包单适当覆盖形成一个受热空间以防散热。

（7）治疗完毕后关灯，观察臀部皮肤状况，根据需要涂护臀药膏。

（8）整理床单位，协助病儿取舒适卧位。

（9）整理用物后洗手，做记录。

【注意事项】

（1）治疗期间注意病儿的保暖，并保持病儿体位舒适。

（2）烤灯使用20～30分钟，应密切观察受热部位皮肤情况，及时调整烤灯距离。

（3）使用烤灯前应清理皮肤上的油渍，以防烫伤。

十八、新生儿股静脉采血

【技术简介】

通过股静脉采取留取标本进行检查。

【操作准备】

基础治疗盘，注射器1~2支，各种试管、血培养瓶、酒精灯、火柴及小沙枕等。

【操作流程】

（1）严格无菌操作，操作前洗手、戴口罩。

（2）将用物携至病儿床旁，向病儿及家长做好解释说明，消除恐惧心理，以取得合作。做好局部皮肤清洁工作，婴幼儿用尿布包裹好会阴部，以免排尿污染穿刺点。

（3）协助者使病儿仰卧，将其大腿外展与躯体成45°角，垫高穿刺处，使腹股沟展平，小腿弯曲90°角呈蛙状，充分暴露局部。

（4）按常规消毒皮肤及术者左手示指，用左示指在腹股沟韧带中下1/3处摸到股动脉搏动最明显处并固定好，右手持注射器沿股动脉内侧0.5cm处垂直刺入（根据病儿胖瘦决定刺入深度）后，逐渐提针并抽吸，见抽出暗红色血，固定针头，抽取血液至需要量。

（5）协助者用消毒干棉球按压针孔处5~10分钟后贴胶布固定棉球。

（6）拔针后术者将血液标本注入采血管或血培养瓶内。

（7）穿刺完毕按常规处理污物。

【注意事项】

（1）严格无菌操作，充分暴露穿刺部位。若穿刺失败，不宜多次反复穿刺，以免形成血肿。

（2）穿刺时，如抽出血液为鲜红色，则提示已穿入股动脉，应立即拔出针头，用消毒棉球紧压穿刺处数分钟，直至无出血为止。

（3）穿刺后检查局部有无活动性出血，无出血方可离去。

（4）有出血倾向或凝血功能障碍者禁用此法，以免引起出血。

第十章　五官科护理技术操作指导流程

一、眼部涂药膏法

【技术简介】

将膏类药物涂入眼内的方法。

【操作准备】

消毒棉签及棉球、消毒眼垫、玻璃棒、抗生素眼药膏、胶布。

【操作流程】

1. 玻璃棒法　用消毒玻璃棒蘸少许眼膏；嘱病人眼球向上看，玻璃棒与睑裂平行自颞侧将药膏涂在下穹隆部，嘱病人闭眼；轻轻将玻璃棒抽出，用棉签擦去流出眼外的药膏，必要时盖眼垫；用棉球将玻璃棒擦干净。

2. 软管法　手持眼药膏软管将药膏挤入下穹隆结膜囊内，提起上睑轻轻将眼睑闭合；涂眼药膏后用棉签和棉球轻轻擦去外溢的药膏。

【注意事项】

（1）检查玻璃棒是否完整，两端是否光滑，以免有破损而损伤角膜。

（2）用散瞳眼膏时需用干棉球压迫泪囊数分钟。

（3）涂眼药膏时切忌软管碰到角膜和睑睫毛，以免造成角膜损伤和药膏污染。

二、眼药水滴用法

【技术简介】

将药水类药物涂入眼内的方法。

【操作准备】

抗生素眼药水、消毒棉签、棉球、无菌滴瓶。

【操作流程】

（1）嘱病人头稍后仰，眼向上看，左手将下睑向下方牵引，右手持滴管或眼药瓶。

（2）将药液1～2滴滴入结膜囊内。

（3）轻提上睑，嘱病人轻闭目2～3分钟，用棉签拭干流出的药液。

【注意事项】

（1）严格执行“三查七对”。

（2）如眼部有分泌物者应用棉签擦除眼部分泌物。

（3）双眼滴药时，需先滴健眼，再滴患眼。

（4）有眼球穿通伤、角膜瘘、手术后的病人滴眼药水时勿压迫眼球。

（5）若为传染性眼病病人滴眼药水时应单独使用一份药液及用物。

（6）遇光变质药物应用黑纸包裹眼药瓶或用深色瓶。

（7）眼药水不能直接滴在角膜面。

（8）滴药时滴管距眼睑1～2cm，勿使滴管触及睫毛，以防污染。

（9）混悬液用前需摇匀。

（10）多种眼药水同用时要有间隔时间，不可同时滴入。

（11）滴用散瞳、缩瞳或特殊药物后，告知病人即刻用干棉球压迫泪囊部数分钟。

三、眼压测量法

【技术简介】

应用眼压计对眼压测量的方法。

【操作准备】

消毒干棉球、75%乙醇棉球、表面麻醉药、抗生素眼药水、眼压计。

【操作流程】

（1）嘱病人平卧，眼部滴表面麻醉药。

（2）检测眼压计。

（3）消毒眼压计。

（4）病人眼部有泪液者应先擦干，再测量眼压。

（5）测量后滴抗生素眼药水，以预防感染。

（6）记录结果。

（7）擦拭眼压计备用。

【注意事项】

（1）测眼压时动作要轻、准、稳。

（2）有角膜伤口、角膜擦伤或传染性结膜炎者勿测量眼压。

（3）眼压计置于角膜时间不宜过长，连续测量时不宜超过3次。

（4）测量眼压时眼压计应垂直放置和移开。

四、外眼术后换药法

【技术简介】

对外眼手术病人进行换药的流程和方法。

【操作准备】

生理氯化钠溶液、消毒棉签、75%乙醇、消毒眼垫、抗生素眼药水、胶布。

【操作流程】

（1）解开绷带，取下眼垫。

（2）用生理氯化钠溶液棉签清洁眼部，然后用75%乙醇消毒皮肤伤口。分泌物多者，可先用生理氯化钠溶液冲洗。

（3）检查皮肤和结膜伤口对合情况、感染情况以及手术后效果。

（4）结膜囊内滴用抗生素眼药水或根据情况涂眼药膏。

（5）盖消毒眼垫。

（6）根据情况预约下次换药时间。

【注意事项】

（1）严格无菌操作。

（2）皮肤伤口若有隆起或脓性分泌物时，应根据情况间断或部分拆线，放置引流条或连续换药。

（3）内翻倒睫者应注意是否矫正。

五、泪道冲洗术

【技术简介】

对泪道冲洗的流程和方法。

【操作准备】

一次性弯针头、一次性注射器（2～5ml）、消毒泪点扩张器、受水器、生理氯化钠溶液、消毒棉签、表面麻醉药、抗生素眼药水。

【操作流程】

（1）病人取靠坐位或仰卧位，以手指或棉签挤压泪囊部位，排出泪囊内的积液、脓液。

（2）滴表面麻醉药于泪点处或以棉签浸表面麻醉药后夹于上、下泪点间隔数分钟。

（3）取2～5ml注射器，内盛生理氯化钠溶液或抗生素溶液，安上弯针头。

（4）嘱病人头部微向后仰固定不动，向上注视，将下睑向外下方牵拉，暴露下泪点，将冲洗针头垂直插入泪点1～2mm，然后转为水平方向向鼻侧进入泪小管内3～5mm，缓缓注入药液后，仔细观察泪点溢液情况，并询问病人咽部是否有水。

（5）记录结果。

【注意事项】

（1）操作前须向病人做好解释，以取得合作。

（2）冲洗泪道不畅或阻力很大时，应询问病情，如无流泪史，应将针头轻轻转动冲洗，因有时针头被泪小管黏膜皱褶所阻塞，而产生不通的假象。

（3）泪点狭窄冲洗针头不能进入时，可先用泪点扩张器扩张泪点。

（4）操作时要谨慎、细心，冲洗针头前进时不宜施以暴力，避免损伤泪道或造成假道。

六、结膜囊冲洗法

【技术简介】

对结膜囊冲洗的流程和方法。

【操作准备】

洗眼壶、生理氯化钠溶液、受水器、消毒棉签、消毒眼垫、消毒眼睑拉钩。

【操作流程】

（1）病人取仰卧位或坐位，头向冲洗侧倾斜，将受水器紧贴于待洗眼一侧的颊部，由病人自持。

（2）操作者左手分开病人上下眼睑，右手持洗眼壶，距眼球 10～15cm，冲洗时先将水流冲于颊部，然后再移至眼部，进行结膜囊冲洗，距离由近至远以增大水的冲力。

（3）嘱病人将眼球向各方向转动，并将上下眼睑翻开，使结膜囊各部分充分暴露，彻底清洗。

（4）冲洗后用消毒干棉签擦净眼睑及面部冲洗液，取下受水器，必要时覆盖眼垫。

【注意事项】

（1）洗眼时，要防止洗眼壶触及眼睑、睫毛，以免污染洗眼壶。

（2）洗眼壶冲洗时不宜过高或过低。

（3）对眼球有伤口的病人，勿行冲洗，以防眼内容物脱出，但要对眼睑周围皮肤进行擦洗、消毒，动作要轻，切忌加压。

（4）眼睑肿胀或儿童以及不合作者可用眼睑拉钩分开上、下眼睑再行冲洗。

（5）角膜的感觉极为敏感，冲洗的水流切勿直接冲于其上。

（6）冲洗传染性眼病的用具，用后应彻底消毒。

（7）冲洗液要保持适宜的温度，一般以 35 ~ 40℃为宜。

七、结膜下注射法

【技术简介】

对结膜下注射的流程和方法。

【操作准备】

消毒棉块或棉签、消毒眼垫、一次性注射器、一次性 4 或 4½号针头、表面麻醉药、抗生素眼药水、胶布、绷带。

【操作流程】

（1）做好病人心理护理，消除恐惧，以取得病人的合作。

（2）结膜囊内滴用表面麻醉药2～3次，每次间隔1～2分钟。

（3）病人取坐位或仰卧位。

（4）上睑或下睑分别固定于相应眶缘处，嘱病人向上或向下注视，眼球应向注射部位的相反方向注视。

（5）选择充血较轻、血管较少的部位进行注射，注射针与眼球壁呈10°～15°角进针，切忌垂直，以免误伤眼球。针尖应背离角膜方向，将药物注入上方或下方球结膜下。

（6）结膜下注射常用部位为上或下球结膜或穹隆部结膜。

（7）慢慢推注药物，可见药液小泡形成。若注药部位有较多瘢痕形成，推注药物阻力较大，不易形成药液小泡，可更换注射部位，选择下穹隆部位注射。

（8）注射完毕，遵医嘱眼部用药、盖眼垫或绷带包扎。遵医嘱取下眼垫或打开绷带，按时用药。

【注意事项】

（1）注射时嘱病人向任一方向注视不动，以防发生意外。

（2）注射时不要用力过猛，以免刺伤巩膜。

（3）注射时针头与角膜平行或朝向穹隆部，避免发生危险。

（4）注射时要避开血管，并经常更换部位，以免形成粘连。

八、结膜结石剔出术

【技术简介】

对结膜结石剔出的流程和方法。

【操作准备】

消毒眼睑拉钩、消毒棉签、眼垫、抗生素眼药水、消毒尖刀片或一次性注射针头、表面麻醉药。

【操作流程】

（1）病人取仰卧位，结膜囊内滴表面麻醉药2～3次。

（2）操作者一手持眼钩，一手持棉签翻转上睑或下睑，暴露睑结膜面。

（3）嘱病人向手术眼睑相反的方向注视，以尖刀刀尖或注射针头剔出突出结膜面的结石。

（4）手术后滴抗生素眼药水，眼部盖眼垫，嘱病人用手掌稍用力压迫2～5分钟止血后，取下眼垫。

【注意事项】

（1）尖刀片斜面向上，纵行挑开结膜面上的结石，以减少出血。

（2）结石多而成堆时，只取大而突出的，且不可一次取净，尽量减少睑结膜的损伤。

九、倒睫电解术

【技术简介】

对倒睫实施电解术的流程和方法。

【操作准备】

75%乙醇、消毒棉签、棉球、消毒眼垫、2%~4%普鲁卡因、无菌睫毛镊数个、一次性注射器、电解毛囊器、抗生素眼药水。

【操作流程】

（1）病人取仰卧位，睑缘皮肤以75%乙醇消毒后（勿使乙醇流入眼内），嘱病人向任一方向注视不动，在倒睫附近的皮下进针，将少许2%~4%普鲁卡因药液注入睑缘，退针后以棉签轻揉注射部位1分钟，如有出血，则应压迫1~2分钟。

（2）将电解毛囊器的阳极包以盐水湿棉球或湿纱布，置于病人同侧面颊部，以阴极针沿睫毛方向刺入毛囊约2mm深后，按动开关，此时电流约2mA，通电时间为10~20秒，至针的周围出现白色气泡后退针。

（3）用睫毛镊子轻轻拔出睫毛。若不易拔出，说明毛囊根部尚未充分破坏，需再次行电解。

（4）手术后眼部点抗生素眼药水。

【注意事项】

（1）电解倒睫前，检查仪器是否连接准确。

（2）针刺方向务必与睫毛方向一致。

（3）如发生皮下血肿，可压迫数分钟，严重者包扎1天。

（4）操作时注意勿伤及角膜。

十、角膜异物取出术

【技术简介】

对角膜异物取出的流程和方法。

【操作准备】

表面麻醉药、一次性注射器、一次性4½号针头、消毒异物针及开睑器、消毒眼垫、棉签、生理氯化钠溶液、无菌镊、抗生素眼药水、胶布。

【操作流程】

(1) 病人取仰卧位，滴表面麻醉药2～3次。

(2) 在良好的照明条件下，以手指或开睑器牵开上、下眼睑，嘱病人注视一固定方向不动。

(3) 角膜表面异物可用消毒湿棉签轻轻擦除，轻擦不掉者，可用异物针或消毒针头自下向上剔除。如留有锈环，可根据情况一并剔除。

(4) 多发性角膜浅层异物，如爆炸伤、烟花爆竹等热烧伤有多量粉末异物嵌入角膜基质内，可分期取出，避免过多损伤角膜。

(5) 植物性异物，可根据情况用镊子夹出或用无菌针头剔出。

(6) 异物取出后，遵医嘱用药、盖眼垫。

(7) 深层异物应到手术室用手术显微镜进行手术取出，铁性异物可用磁铁吸出。

【注意事项】

异物或锈环在角膜深层时不宜勉强取出，尽

量减少对角膜组织的破坏，可嘱病人次日复诊或遵医嘱。

十一、耳部滴药法

【技术简介】

对耳部点药的流程和方法。

【操作准备】

小治疗盘1个、消毒棉签、无菌小棉球、滴耳药液、3%过氧化氢溶液、生理氯化钠溶液（50ml）、污物罐、小药杯1个。

【操作流程】

（1）病人取卧位，头偏向健侧，患耳朝上。

（2）用棉签蘸取生理氯化钠溶液清拭外耳道内的分泌物，必要时用3%过氧化氢溶液反复清洗至清洁为止，使耳道保持清洁通畅。

（3）轻拉耳郭，充分暴露耳道。

（4）将药液滴入2~3滴后，轻压耳屏，使药液充分进入中耳，将小棉球塞入外耳道口，以免药液流出。

（5）嘱病人保持原卧位5~10分钟。

【注意事项】

（1）药液不可过凉或过热，否则可刺激内耳引起眩晕等症状，甚至出现眼震。

（2）滴药时，小儿应将耳郭向后下方牵拉，成人则向后上方牵拉。

（3）操作前，询问病人药物过敏史。

十二、耳道冲洗法

【技术简介】

对耳部冲洗的流程和方法。

【操作准备】

耳冲洗器（或 20ml 注射器）、弯盘、纱布、额镜、耳镜、消毒棉签、无菌棉球、温生理氯化钠溶液 500ml。

【操作流程】

（1）病人取卧位，头偏向健侧，将弯盘紧贴于病人耳垂下方。

（2）操作者左手向后上轻拉患耳，用右手将盛有温氯化钠溶液的耳冲洗器，沿外耳道后壁，轻轻推入，反复冲洗至耵聍或异物冲净为止。

（3）用棉签轻拭外耳道，检查鼓膜及外耳道情况，必要时用消炎药滴耳，再将小棉球轻放入外耳道口。

（4）观察有无内耳刺激症状。

【注意事项】

（1）冲洗液温度不可过凉或过热（药液温度应与体温相近）。

（2）动作轻柔，冲洗时切勿直射鼓膜，避免造成鼓膜损伤。

（3）急性炎症期及有鼓膜穿孔者不宜冲洗，以免引起并发症。

十三、鼻腔滴药法

【技术简介】

对鼻腔滴药的流程和方法。

【操作准备】

遵医嘱备药，小治疗盘、无菌棉签、手电筒、小药杯、生理氯化钠溶液（50ml）。

【操作流程】

（1）病人擤鼻，解开领口，取垂头仰卧位，肩下垫枕或头伸出床沿下垂。

（2）用生理氯化钠溶液棉签清理鼻腔，检查鼻腔情况。

（3）左手轻推病人鼻尖，以充分暴露鼻腔，右手持滴鼻药药瓶距病人鼻孔约2cm处，轻滴药液3~5滴。

（4）轻捏鼻翼，使药液均匀分布于鼻腔黏膜。

（5）保持原卧位约5分钟后，病人方能坐起或行患侧卧位，使药液能进入患侧的前组鼻窦内。

【注意事项】

（1）操作前要洗手，避免交叉感染。

（2）要认真查对药液，检查药液有无沉淀变质。

（3）对于高血压及老龄病人，只能取肩下垫枕位。

十四、鼻腔冲洗法

【技术简介】

对鼻腔冲洗的流程和方法。

【操作准备】

鼻腔冲洗器、小毛巾、弯盘，遵医嘱备鼻腔冲洗液（无鼻腔冲洗液可用生理氯化钠溶液或呋喃西林代替）。

【操作流程】

（1）每次冲洗前先将鼻腔冲洗器用凉开水冲洗干净。

（2）病人擤鼻，取坐位，清理并检查鼻腔情况。

（3）将鼻腔冲洗橄榄头一端塞入一侧前鼻孔内，另一端放入鼻腔冲洗液中，挤压冲洗器的橡胶负压球，进行鼻腔清洗，每侧鼻腔使用冲洗液300～500ml（无鼻腔冲洗液可用生理氯化钠溶液或呋喃西林代替）。

（4）冲洗时，头前倾30°，低头并张嘴，颌下接弯盘，出水端应低于入水端。

（5）冲洗完毕，用清水把鼻腔冲洗器冲洗干净、风干、备用。

【注意事项】

（1）鼻腔、上呼吸道急性炎症及中耳急性感染不宜冲洗。

（2）冬天应将药液瓶放在温水中加热至与体

温接近，冲洗药液温度不宜过高或过低。

（3）冲洗时压力不要过大，否则会使分泌物冲入咽鼓管，导致中耳炎。

（4）冲洗时不宜做吞咽动作。

（5）冲洗完毕，将冲洗器冲洗干净、风干备用，防止细菌滋生（一般每2周更换1个冲洗器）。

（6）一般术后鼻腔冲洗半个月到1个月或遵医嘱。

十五、鼻窦负压置换疗法

【技术简介】

对鼻窦负压置换的流程和方法。

【操作准备】

治疗盘、橄榄头、1%盐酸麻黄素滴鼻液、药液、负压吸引装置（墙壁负压吸引装置）、镊子、滴管、面巾纸。

【操作流程】

（1）病人取仰卧、肩下垫枕，头尽量后垂或头低垂位，使下颌部和两个外耳道口连线与水平线（即床面）垂直。

（2）沿两侧鼻孔贴壁缓慢滴入微温的1%盐酸麻黄素滴鼻液3~5滴，以利于窦口打开，2~3分钟后嘱病人擤尽鼻涕（萎缩性鼻炎禁用1%盐酸麻黄素滴鼻液），保持卧位同前，每侧鼻腔均滴入2~3ml药液，嘱其张口呼吸。

（3）用连接吸引器（负压＜24kPa）的橄榄头紧塞一侧鼻孔，1～2秒后急速移开，同时另一手拿面巾纸轻压对侧鼻翼以封闭该侧前鼻孔，吸引期间嘱病人连续发“开、开、开”音，使软腭上举以关闭咽腔，随即进行间断吸引，如此重复6～8次，双鼻孔交替进行，使鼻窦内分泌物吸出的同时，药液进入鼻窦。

（4）若幼儿不能合作者，其哭泣时软腭已自动上举，封闭鼻咽部，即使不发“开、开、开”音，也可达到治疗要求。根据病情，1～2天治疗1次。

【注意事项】

（1）操作者动作要轻巧，抽吸时间不可过长、负压不可过大（一般不超过24kPa），以免损伤鼻腔黏膜，引起头痛、耳痛及鼻出血，如发现此种情况应立即停止吸引。

（2）在急性鼻窦炎或慢性鼻窦炎急性发作期，不用此法，以免加重出血或使感染扩散。

（3）高血压病人不宜用此法，因治疗中应用麻黄素，所取头位和鼻内的真空状态可使病人血压增高、头痛加重。

（4）鼻腔肿瘤及局部或全身有病变而易鼻出血者，不宜采用此法治疗。

十六、磷酸锌黏固粉调和技术

【技术简介】

对牙齿窝洞应用磷酸锌黏固粉和正磷酸溶液

调和的流程和方法。

【操作准备】

磷酸锌黏固粉和正磷酸溶液、消毒干燥的调板、调刀。

【操作流程】

（1）查对物品。

（2）取适量磷酸锌黏固粉和正磷酸溶液置于调板上。

（3）左手持调板，右手持调刀，将粉分成两等份，取1份加入液中向一个方向研磨，使调刀与调板完全接触调和均匀。

（4）根据治疗需要将剩余粉分次少量徐徐加入，充分混匀，在30~60秒内完成递予医师，但调拌速度不宜太快。

（5）整理用物。

【注意事项】

（1）消毒后的调板、调刀应干燥。调和完毕的调板及调刀要及时清理干净。

（2）用于窝洞垫底时调成有黏性的稠糊状，以不黏充填器为标准，用于黏着修复体则调成富于黏性的稀薄糊状或拉丝状。

（3）调和中速度不宜过快，以免产热致温度升高加速材料凝固。

（4）调和时间为30~60秒。

（5）拿取材料后及时盖好瓶盖，避免液体挥发、粉末潮解。

十七、玻璃离子水门汀充填材料调和技术

【技术简介】

对玻璃离子水门汀粉进行调和的流程和方法。

【操作准备】

玻璃离子水门汀粉、液，消毒干燥的调板、调刀、充填器、吸唾器及海绵粒。

【操作流程】

（1）查对用物。

（2）取玻璃离子水门汀粉和液分别置于调板上，比例为2∶1，左手持调板，右手持调刀，用调刀充分调和。

（3）将调和好的玻璃离子水门汀材料递予医生。

（4）整理用物。

【注意事项】

（1）消毒的调板、调刀应清洁干燥，调后的调板、调刀应及时清理干净。

（2）粉、液比例为2∶1，调和时将粉分次均匀加入液中调拌，使材料中无气泡。

（3）调和时间为30～60秒。

十八、根管充填技术

【技术简介】

根管填充术技术的流程和方法。

【操作准备】

(1) 治疗器械盘1个、口杯、纸巾、水门汀充填器1个、光滑髓针（洗涤针）数支、剔刮器、冲洗器、消毒干燥的调板、调刀、吸唾器、酒精灯、火柴。

(2) 碧蓝糊剂、丁香油、牙胶尖、磷酸锌黏固粉和液。

【操作流程】

(1) 将碧蓝糊剂和丁香油按比例8∶1分别放置在玻璃板上。

(2) 将碧蓝糊剂和丁香油充分研磨调和成糊状。

(3) 为医师准备冲洗器，待医师清洗、干燥根管后将糊剂及牙胶尖递予医师。

(4) 医师将根管充满后，护士立即点燃酒精灯将剔刮器烤热递予医师，医师将多余的牙胶尖去除。

(5) 护士将调和好的磷酸锌黏固粉递予医师用作窝洞垫底或做永久充填。

【注意事项】

(1) 注意无菌操作，消毒的调板、调刀要干燥。

(2) 调和根管充填用的碧蓝糊剂要均匀。

(3) 调和时间为30～60秒。

十九、光固化树脂修复技术

【技术简介】

对光固化树脂修复技术及配合的流程和方法。

【操作准备】

治疗器械盘1个、口杯、纸巾、充填器、吸唾器、抛光器械、酸蚀液、小海绵粒、黏合剂、玻璃纸、光敏材料、比色板、镜子、砂条、光敏治疗车。

【操作流程】

（1）护士为病人围好胸巾，调好椅位。

（2）医师治疗过程中，护士用吸唾器吸出口腔中的唾液和水。协助医师隔湿。

（3）当医生用光敏灯照射牙面时，护士嘱病人闭眼。

（4）治疗完毕后，向病人讲解注意事项。

（5）整理用物。

【注意事项】

（1）物品准备要齐全，检查好电源设备。

（2）治疗完毕后嘱病人不要咬过硬的食品。

二十、印模材料调和技术

【技术简介】

印模材料调和技术的流程和方法。

【操作准备】

托盘（根据口腔的大小及修复体的位置选择）、橡皮碗1个、调刀、印模。

【操作流程】

（1）将印模材料与水按1∶1的比例放入橡皮

碗内。

（2）左手持橡皮碗，右手持调刀以顺时针方向，将印模材料与水充分调和均匀，逐渐增加调和速度。

（3）将调和好的材料收拢于碗一侧，反复挤压排出气泡，使印模材料均匀细腻。

（4）取上颌模型，将调和好的印模材料放入托盘内递予医师。

（5）取下颌模型，分2次将调和好的印模材料呈条形状放入托盘内递予医师。

（6）取印模后，嘱病人漱口，协助病人擦净口周，清理用物。护士洗手后填写印模通知单，将印模送至模型室。

【注意事项】

（1）印模材料与水的比例为1∶1。

（2）调好的印模材料应无气泡、无颗粒。

（3）印模材料的量不要超过托盘的边缘，减少病人的恶心感。

（4）调和时间为30～45秒。

（5）操作完毕，需清洁橡皮碗及调刀。

第十一章　传染病防疫指导流程

一、传染病病人护理程序

【技术简介】

传染病是由各种病原体引起的能在人与人、动物与动物或人与动物之间相互传播的一类疾病。我国目前的法定报告将传染病分为甲、乙、丙3类，共40种。各类传染病病人护理应按照一些常规流程进行处置，包括健康宣教、消毒隔离、终末消毒等。目的是救治生命，杜绝院内感染。

【操作准备】

1. 环境准备　各项仪器、设备、物品按照规定要求准备到位，遵循“同种疾病同室收治，疑似病例单间收治，不同种疾病分区收治”原则，同室间床位间距≥1.2米。

2. 用物准备

（1）免洗手消液，每个病房门口及治疗车等点位均需配备免洗手消液，做到“接触一人一消手”，有肉眼可见的污染时，需使用流动水、肥皂液等洗手。

（2）常规处置需使用的具体物品，如体温计、血压计等，病人一用一消毒，特殊感染病人需专人专用。

（3）消毒仪器及溶液，根据仪器使用说明及溶液配比要求具体实施。

3. 护士准备 根据不同病种及操作种类，选择正确的感染防控方法和防护级别，病区内所有人员均应加强手卫生措施。

【操作流程】

1. 接诊流程 接到传染病病人收治通知，按疾病种类及防护级别合理安排病房，病人进入病房后，按要求采集病史和各项生命体征并做好记录。

2. 健康宣教 对新入病人宣讲疾病知识及防护要求，使其能自觉接受并配合传染病区的管理，特殊传染病病人不安排陪护及探视，不能互串病房，生活物品专人专用，不互送食品、物品，避免交叉感染。将垃圾和废弃物放在指定位置，避免病房二次污染。

3. 通风、空气消毒

（1）空气动态消毒 即在有人情况下加强病区、病房开窗通风，每日通风2～3次，每次不少于30分钟。有条件的医疗机构应将特殊传染病人安置到负压隔离病房，非负压隔离病房应通风良好，也可采用循环风空气消毒机进行空气消毒。

（2）空气静态消毒 即在无人情况下使用紫外线照射和化学消毒剂气溶胶喷雾的方法，化学消毒剂可采用2000mg/L过氧乙酸或30g/L过氧化氢水溶液。使用化学消毒剂消毒期间关闭门窗，室内易腐蚀的仪器设备如监护仪、显示器等物品应盖好，消毒后密闭作用 1 小时左右，消毒完毕后开门窗彻底通风，进行清洁打扫。

4. 物品、地面消毒　病人使用过的仪器、设备、物品应及时消毒：体温计可使用 75% 乙醇浸泡消毒，听诊器、血压计、指脉氧仪及监护仪等使用 75% 乙醇擦拭消毒。病区每日进行湿式清扫 2 次，可使用含氯消毒剂（根据疾病种类及品牌剂量要求具体配置）喷洒拖地，擦试床、床头柜、坐椅等物体表面。条件允许时应分区设置保洁员；如人员有限，应做好保洁员的培训工作，先打扫清洁区，再打扫潜在污染区，最后打扫病房、处置室等污染区。

5. 病区内污物消毒　病区内使用物品一般首选一次性用物，用后按照污染废弃物丢弃，由专人送至指定地点进行专业处理；非一次性物品如病号服、床上用品等可用双层黄色医疗垃圾袋包裹，扎紧袋口，由专人运输，先使用环氧乙烷进行消毒灭菌，然后在高温高压下进行清洗。

6. 转运　按照“路线最近、用时最短、接触人员最少”的原则进行转运，烈性呼吸道传染病病人转运过程中可使用负压担架及负压救护车。

7. 出院　病人出院前应沐浴清洁更换新衣物后才能离开，对其做好出院指导。

【注意事项】

（1）无论使用何种消毒仪器、消毒溶液，在消毒过程中，均应做好医护人员自我防护，避免职业暴露。

（2）女性医务人员在经期、孕期、哺乳期等特殊时期，尽量避免护理烈性传染病病人。

二、七步洗手法

【技术简介】

七步洗手法是彻底清洁双手的方法，可以去除手部污染，防止病原体经手的传播。

【操作准备】

1. 用物准备 流动水洗手设施、皂液或其他洗手液、干手物品或设施。

2. 护士准备 医务人员洗手之前应摘除手部饰物，并修剪指甲，长度应不超过指尖，不应戴假指甲，保持指甲和指甲周围组织的清洁。

【操作流程】

1. 在流动水下，使双手充分淋湿。

2. 取适量皂液，均匀涂抹整个手掌、手背、手指和指缝。

3. 掌心相对，手指并拢，相互揉搓。

4. 手心对手背沿指缝相互揉搓，交换进行。

5. 掌心相对，双手交叉指缝相互揉搓。

6. 弯曲手指使指关节在另一手掌心旋转揉搓，交换进行。

7. 右手握住左手大拇指旋转揉搓，交换进行。

8. 将五个手指尖并拢放在另一手掌心旋转揉

搓，交换进行。

9. 左手握住右手手腕旋转揉搓，清洗腕部。

10. 在流动水下彻底冲净双手，擦干。

【注意事项】

（1）取适量的清洁剂清洗双手，并注意清洁指甲下的污垢和手部皮肤的褶皱处。

（2）医务人员要明确洗手指征，在接触病人前、进行清洁无菌操作前；接触体液后、接触病人后、接触病人周围物品后。

（3）无流动水情况下，若手部无可见的明显污染，可采用免洗手消液进行七步洗手法。

三、戴脱手套

【技术简介】

手套可以保护医务人员手部的皮肤避免受到血液、体液和其他感染性物质污染，以及一些锐器的伤害，防止病原体的传播及职业暴露。

【操作准备】

1. 用物准备　无菌手套、乳胶手套。

2. 护士准备　医务人员戴手套前应清洁双手，摘除手部饰物，并修剪指甲。

【操作流程】

1. 戴无菌手套的方法

（1）打开手套包，一手掀起一侧内包装的开口处。

（2）另一只手捏住手套翻折部分（手套内

面），取出手套，对准五指戴上。

（3）掀起另一侧内包装，已戴着无菌手套的手指插入另一只手套的翻边内面，将手套戴好。然后将手套的翻转处套在工作衣袖外面。

2. 戴清洁（乳胶）手套的方法

（1）打开手套包，取出乳胶手套，向里灌入空气，捏起手套边缘向里挤，检查手套有无漏气。

（2）如手套无漏气，可对准五指戴上手套，并将袖口扎于手套内。

3. 脱手套的方法

（1）用戴着手套的手捏住另一只手套污染面的边缘将手套脱下。

（2）戴着手套的手握住脱下的手套，用脱下手套的手捏住另一只手套清洁面（内面）的边缘，将手套脱下。

（3）用手捏住手套的内面丢至医疗废物容器内。

【注意事项】

（1）医务人员在进行操作时，根据不同的需要，选择合适种类和规格的手套。

（2）医务人员在接触病人的血液、体液、分泌物、排泄物、呕吐物及污染物品时，应戴清洁手套。

（3）医务人员在进行手术等无菌操作，接触病人破损皮肤、黏膜时，应戴无菌手套。

（4）诊疗护理不同的病人之间应更换手套。

（5）操作完成后脱去手套，应按规定程序与方法洗手，戴手套不能替代洗手，必要时进行手消毒。

（6）操作时发现手套破损时，应及时更换。

（7）戴无菌手套时，应防止手套污染。

（8）一次性手套应一次性使用。

四、戴摘一次性医用外科口罩

【技术简介】

一次性医用外科口罩可以减少医务人员的职业暴露，阻隔病原体经呼吸道飞沫和空气传播，是防止飞沫污染的无菌物品或清洁物品。

【操作准备】

1. 用物准备　一次性医用外科口罩。

2. 护士准备　医务人员戴口罩前着装整洁，清洁双手。

【操作流程】

1. 戴口罩

（1）辨识一次性口罩正反面，浅色面朝内（朝向医务人员），蓝色面朝外，金属鼻夹一侧在上。

（2）将口罩罩住鼻、口及下巴，将口罩的松紧系带挂于双耳。

（3）从中间向两侧，以双手手指沿鼻梁及脸型按压鼻夹，使口罩上侧边贴合鼻梁及面部。

2. 摘口罩　不要接触口罩的外侧面（污染面），用手捏住口罩系带摘下，丢至医疗废物容器内。

【注意事项】

（1）不应一只手捏鼻夹。

（2）医用口罩只能一次性使用。

（3）口罩潮湿后，受到病人血液、体液污染后，应及时更换。

（4）每次佩戴一次性口罩进入工作区域之前，应进行密合性检查。

五、戴摘医用防护口罩

【技术简介】

医用防护口罩可以保护医务人员避免接触感染源，防止病原体的传播。

【操作准备】

1. 环境准备 清洁区佩戴。

2. 用物准备 拱形医用防护口罩（N95 医用防护口罩）、平面型医用防护口罩（N99 医用防护口罩）。

3. 护士准备 医务人员戴口罩前着装整洁，清洁双手。必要时鼻梁受压处可预先使用敷料保护，但不可影响口罩的密闭性。

【操作流程】

1. 拱形医用防护口罩（N95 医用防护口罩）的佩戴方法

（1）一手托住防护口罩，有鼻夹的一面向外、向上。

（2）将防护口罩罩住鼻、口及下巴，鼻夹部位贴合于鼻梁。

(3) 用另一只手将下方系带拉过头顶，放在颈后双耳下。

(4) 再将上方系带拉至头顶中部。

(5) 将双手指尖放在金属鼻夹上，从中间位置开始，用手指向内按鼻夹，并分别向两侧移动和按压，根据鼻梁的形状塑造鼻夹。

(6) 双手完全盖住口罩，快速呼气，检查密合性，如有漏气需重新调整鼻夹。

2. 平面型医用防护口罩（N99 医用防护口罩）的佩戴方法

(1) 从包装取出口罩后，认清口罩内、外、上、下，捏住口罩的边缘将两根系带翻出。

(2) 一手托住防护口罩，将防护口罩罩住鼻、口及下巴。

(3) 下系带套在颈后，上系带套在脑后。

(4) 一只手的示指和中指从松紧带下捏住口罩上方使其紧贴鼻梁，另一只手轻轻拉紧一侧松紧带（另一侧同样方法根据鼻梁形状塑型）。

(5) 双手调整上、下系带松紧度。

(6) 双手完全盖住口罩，快速呼气，检查密合性，如有漏气需重新调整。

3. 摘口罩的方法

(1) 先取下下系带，再取下上系带。

(2) 用手仅捏住口罩的系带丢至医疗废物容器内。

【注意事项】

(1) 鼻夹应贴合鼻梁和面部。

(2) 医用防护口罩只能一次性使用。

(3) 佩戴时机:接触经空气传播或近距离接触经飞沫传播的呼吸道传染病病人时。

(4) 口罩潮湿、受到病人血液、体液污染后,应及时更换。

(5) 医用防护口罩佩戴时间不能大于4～6小时。

(6) 摘口罩时不要接触口罩外侧面(污染面)。

六、穿脱隔离衣

【技术简介】

隔离衣可以保护医务人员避免受到血液、体液和其他感染性物质污染,防止病原体的传播。

【操作准备】

1. 环境准备 隔离衣只限在规定区域内穿脱。

2. 用物准备 隔离衣,免洗手消液。

3. 护士准备 医务人员穿隔离衣前着装整洁,清洁双手。

【操作流程】

1. 穿隔离衣

(1) 右手提衣领,左手伸入袖内,右手将衣领向上拉,露出左手。

(2) 左手持衣领,右手伸入袖内,露出右手,勿触及面部。

(3) 两手持衣领，由领子中央顺着边缘向后系好领带。

(4) 捏住衣袖外侧面，整理袖口并系紧。

(5) 将隔离衣一边拉折到身前，约在腰下5cm，捏住衣边，同法捏住另一衣边，双手至背后对其两侧边缘，向一侧折叠，完全遮盖工作服。

(6) 将腰带在背后交叉，将带子系好。

2. 脱隔离衣

(1) 解开腰带，在前面打一活结。

(2) 解开袖带，塞入袖袢内，充分暴露双手，进行手消毒。

(3) 解开颈后带子。

(4) 右手伸入左手腕部袖内，拉下袖子过手。

(5) 用遮盖着的左手握住右手隔离衣袖子的外面，拉下右侧袖子。

(6) 双手转换逐渐从袖管中退出，脱下隔离衣。

(7) 将脱下隔离衣，污染面向内，卷成包裹状，丢至医疗废物容器内，回收消毒清洗。

【注意事项】

(1) 穿前应检查隔离衣有无破损；隔离衣大小长短合适，应完全遮盖工作服。

(2) 穿时勿使衣袖触及面部及衣领；脱时应注意避免污染。

(3) 有以下情况及时更换：①有渗漏或破损；②被病人血液、体液、污物污染；③接触不同传播途径的传染性病人时。

七、穿脱连体防护服

【技术简介】

医务人员在接触甲类或按甲类传染病管理的传染病病人时；接触经空气传播或飞沫传播的传染病病人，可能受到病人血液、体液、分泌物、排泄物喷溅时应穿着连体防护服，从而保护医务人员避免受到血液、体液和其他感染性物质污染，防止病原体的传播。

【操作准备】

1. 环境准备 防护服只限在规定区域内穿脱。

2. 用物准备 医用一次性防护服、免洗手消液。

3. 护士准备 穿脱连体防护服需要两人或两人以上同时进行，以方便相互检查、相互帮助。医务人员穿戴前应佩戴一次性帽子、医用防护口罩、分体工作服、内层手套、工作鞋。

【操作流程】

1. 穿防护服

（1）医务人员选择大小合适的防护服，检查生产日期，检查防护服有无破损，拉链是否完好。

（2）双手抓住防护服的腰部，将防护服的帽子、袖子及裤腿攥在手中，先穿下衣。

（3）再穿上衣。

（4）戴好帽子。

（5）拉上拉链，并将拉链锁头按下锁住。

2. 脱防护服

（1）将拉链拉到底。

（2）向上提拉帽子，使帽子脱离头部。

（3）脱防护服袖子。

（4）由上向下边脱边卷，污染面向里直至全部脱下后放入医疗废物容器内。

【注意事项】

（1）穿时勿使衣袖触及面部及衣领；脱时应注意避免污染。

（2）应及时更换的情况：①有破损或渗透时；②受到明显污染时。

（3）防护服过大过小都会直接影响防护效果，应选择与个人体型相匹配的型号。

八、戴摘电动送风正压防护面罩

【技术简介】

医务人员在为甲类或按甲类传染病管理的传染病病人、经空气传播或飞沫传播的传染病病人进行气管切开或气管插管等近距离操作时，可能发生大量的污染物喷溅时应佩戴电动送风正压防护面罩，从而保护医务人员面部的皮肤黏膜避免受到血液、体液和其他感染性物质污染，防止病原体的传播。

【操作准备】

1. 环境准备　电动送风正压防护面罩只限在

规定区域内穿脱。

2. 用物准备 电动送风正压防护面罩、免洗手消液。

3. 护士准备 戴摘电动送风正压防护面罩必须两人或两人以上同时进行，医务人员在穿戴好帽子、工作服、工作鞋、连体防护服、内外层手套及靴套后进行佩戴电动送风正压防护面罩。

【操作流程】

1. 戴电动送风式正压防护面罩

（1）佩戴前按说明书要求组装电动风机及滤罐。

（2）按说明书要求检查送风导气软管及送风呼吸系统供气空气流量。

（3）检查完毕后，将电源装备佩戴在腰间。

（4）将防护面罩戴于头部。

（5）同伴帮助连接管路。

（6）同伴帮助打开电源。

（7）相互检查，确保无皮肤黏膜裸露在外，方可进入污染区工作。

2. 摘正压电动送风防护面罩

（1）同伴帮助关闭电源。

（2）同伴帮助卸下管路，放入回收筐。

（3）身体微向前倾，双手捏住防护面罩下边缘及顶部轻轻摘掉，丢至医疗废物容器内。

（4）卸下腰间电源装备，放入回收筐中。

（5）放入回收筐的管路和电机应按照相关消

毒要求进行消毒。

【注意事项】

(1) 佩戴前检查装备是否完好，电源储备充足。

(2) 佩戴前应检查防护面罩有无破损。

九、鼻/口咽拭子采集

【技术简介】

咽拭子是从咽部和扁桃体取分泌物进行细菌培养或病毒分离，可以方便、快捷、准确地检测出细菌或病毒类型，方便后续治疗，可分为鼻咽拭子和口咽拭子。

【操作准备】

1. 环境准备　采集环境通风，医务人员站在上风口，位于病人一侧，不要直接面对病人，避免被病人咳嗽或喷嚏污染。

2. 用物准备　病毒采样管（内含培养液，棉拭子）、手电、压舌板，检验条码、医嘱、免洗手消液、医疗垃圾桶、标本运输袋（安全生物密封袋）、标本转运安全箱。

3. 护士准备　采集标本时采取正确的感染防控方法和防护级别。

【操作流程】

1. 七步洗手法，按防护级别进行着装。

2. 查对医嘱，撕开病毒采样管外包装袋，将检验条码贴于采样管上。

3. 使用两种身份标识核实病人身份，并做好解释：病人采集鼻/口咽拭子前2小时尽量避免进食，以免引起呕吐；采样前30分钟勿进水、饮料等，不吸烟，不咀嚼口香糖。

4. 评估病人：病人应是清醒和配合的状态。让病人坐直在床或椅子上，儿童或重症病人可以斜靠在床头升高45°角的床上。

5. 鼻/口咽拭子采集方法

（1）鼻咽拭子采集法

①清洁病人鼻腔，用手电筒查看病人有无鼻中隔弯曲或是否进行鼻咽部手术。

②病人取舒适的坐姿，指导病人头向后仰，对卧床病人可在其肩膀后面垫枕头。

③测量插入长度：病人鼻孔到耳根的距离，采集部位为下鼻腔。

④用拇指、示指和中指像握笔一样拿着拭子，嘱病人吸气，将拭子插入采集部位后稍作停留以吸收鼻咽部分泌物，轻轻旋转后缓慢取出。

（2）口咽拭子采集

①用手电筒查看病人咽部有无发红或炎症。

②指导病人头向后仰，对卧床病人可在其肩膀后面垫枕头。

③嘱病人张口发“啊”音，暴露咽喉部，使用压舌板压住舌根，将拭子轻轻插入口腔内，使拭子停留以吸收口咽部分泌物，轻轻旋转后缓慢取出。

④采集部位为两侧腭弓、咽后壁及扁桃体，采集过程中注意不要碰到唇、齿、舌、硬腭和软腭。

6. 将完成标本采集的拭子快速插入采样管中，使棉拭子头完全浸泡在培养液中，拧紧病毒采样管。

7. 将采样管放入专用的标本运输袋中，放入标本生物安全箱，运输中保持直立，避免采样液渗漏。

【注意事项】

（1）采样者站在病人侧方取样，暴露风险比在正前方更低。

（2）当进行鼻咽拭子插入时感觉到阻力，不可贸然用力，可能病人有鼻甲肥大、鼻道狭窄等，可以尝试换一侧鼻腔或直接改为口咽拭子采集。

（3）操作过程中应注意保持容器无菌。

（4）最好在使用抗菌药物治疗前采集标本。

十、锐器伤应急处置标准

【技术简介】

锐器伤是由医疗锐器如注射器针头、缝针、各种穿刺针、手术刀、剪刀等造成的皮肤损伤。锐器伤对医务人员健康的潜在威胁不可忽视。由锐器伤所造成的职业暴露而引发血源感染的危险日趋严重，锐器伤已经成为医务人员发生血源性感染最重要的传播途径。

【操作准备】

1. 环境准备 即刻离开暴露源，至清洁或相对清洁区域进行处理。

2. 用物准备 75%乙醇或0.5%安尔碘、一次性无菌棉签、创可贴或无菌纱布等。

【操作流程】

1. 伤口紧急处理

（1）立即从近心端向远心端将伤口周围血液挤出（禁止挤压伤口局部）。

（2）用肥皂和流动水反复冲洗。

（3）用75%乙醇或0.5%安尔碘消毒伤口。

（4）包扎伤口。

（5）完成应急处置后，暴露者及时携带本人证件、医疗卡至指定医疗单位就诊。

2. 报告 科室领导于24小时内报告上级主管医疗部门和疾病预防控制科，按单位要求填写相关表格留档。

3. 危险度评估与处理 如果病人情况确定，则分类。

（1）污染源为HBsAg（+）

1）暴露者未接种过乙肝疫苗或以前接种过乙肝疫苗已知没有反应者或抗体反应未知者，均需立即注射高效价乙肝免疫球蛋白，并全程接种乙肝疫苗。

2）暴露者以前接种过乙肝疫苗已知有反应

者（抗 - HBs 阳性，且浓度大于 100IU/L，化学发光法），或 HBsAg 阳性者无需处理。

3）在最后一剂乙肝疫苗接种 1 ~ 2 个月后，进行病毒抗体追踪检测。

（2）污染源为 HCV（+） 目前没有推荐的预防措施。暴露后立即对抗 - HCV、丙氨酸转氨酶进行基线检测，4 ~ 6 个月后追踪检测抗 - HCV、丙氨酸转氨酶、HCV - DNA 病毒载量。

（3）污染源为梅毒螺旋体 发生血源性梅毒接触后当日、3 个月、6 个月各进行血清梅毒抗体检测 1 次。在临床（皮肤科）医生指导下，按早期梅毒治疗方案进行预防用药，如注射苄星青霉素 120 万单位 1 次/周，共注射 3 次，定期进行血清梅毒抗体检测。

4. 随访和咨询 相关表格填写完善后及时送疾病预防科备案，锐器伤当事人按时进行疫苗接种和化验、服用药物，如有需要可及时专业医生进行随访和咨询。

【注意事项】

（1）医院和有关知情人应为锐器伤当事人严格保密，不得向无关人员泄露当事人的有关情况。

（2）在锐器伤处理过程中，应由专业科室和部门为锐器伤当事人提供咨询、进行定期监督随访，必要时请心理医师帮助减轻其紧张恐慌心理，稳定情绪。

十一、医务人员 HIV 职业暴露防护标准

【技术简介】

艾滋病病毒职业暴露是指卫生保健人员在职业工作中与 HIV 感染者的血液、组织或其他体液等接触而具有感染 HIV 的风险。职业暴露防护的目的是为预防医务人员的职业安全，有效预防医务人员在工作中发生职业暴露感染。

【操作准备】

1. 环境准备 即刻离开暴露源，至清洁或相对清洁区域进行处理。

2. 用物准备 75% 乙醇或 0.5% 安尔碘、一次性无菌棉签、创可贴或无菌纱布等。

【操作流程】

1. 伤口紧急处理

（1）用肥皂液和流动的清水清洗被污染的局部。

（2）污染眼部等黏膜时，应用大量等渗氯化钠溶液反复对黏膜进行冲洗。

（3）存在伤口时，应轻柔挤压伤处，尽可能挤出损伤处的血液，再用肥皂液和流动的清水冲洗伤口。

（4）用 75% 乙醇或 0.5% 安尔碘对伤口局部进行消毒、包扎处理。

2. HIV 暴露后预防性抗逆转录病毒治疗 开始治疗的时间及疗程：在发生职业暴露后尽可能在 2 小时内进行预防性用药，最好不超过 24 小

时，但即使超过24小时也建议实施预防用药。预防服药时间为4周。

3. HIV暴露后的检测 发生HIV暴露后立即、4周、8周、12周和6月后检测HIV抗体，一般不推荐进行HIVp24抗原和HIV－RNA测定。

【注意事项】

艾滋病病毒职业暴露分为三级，根据暴露的级别选择不同的预防用药方案。

（1）一级暴露 暴露源为体液、血液或者含有体液、血液的医疗器械、物品；暴露类型为暴露源沾染了不完整的皮肤或者黏膜，暴露量小且暴露时间较短。

（2）二级暴露 暴露源为体液或者含有体液、血液的医疗器械、物品；暴露类型为暴露源沾染了不完整的皮肤或者黏膜，暴露量大且暴露时间较长；或者暴露类型为暴露源刺伤或割伤皮肤，损伤程度较轻，为表皮擦伤或者针刺伤（非大型空心针或深部穿刺针）。

（3）三级暴露 暴露源为体液或者含有体液、血液的医疗器械、物品；暴露类型为暴露源刺伤或割伤皮肤，损伤程度较重，为深部伤口或者割伤物有明显可视的血液。

第十二章　营养支持术与急危重症常用评分指导流程

一、管（鼻）饲营养术

【技术简介】

管（鼻）饲营养术是指对不能经口进食的病人，通过无创或有创的方法将导管末端放置于胃、十二指肠或空肠，注入营养液的方法。无创管饲是指导管经鼻腔插入，根据病情需要，导管的末端放置于胃、十二指肠或空肠，从管内灌注流质食品、水分和药物的方法；有创管饲是指在外科手术或内镜协助下进行胃和空肠造口，放置输送营养液导管，进行营养支持的方法。

【操作准备】

1. 用物准备　温水、治疗碗、营养液、胃管（8～12Fr，根据营养液的黏稠度，选择营养液能通过的最细导管，以减轻对鼻咽部黏膜的刺激）、润滑剂（液状石蜡或利多卡因软膏）、固定胶布、2～3块小纱布、棉签、无菌手套、听诊器、50ml注射器、记号笔、治疗巾、弯盘、压舌板。

2. 病人准备　向病人讲明插胃管的必要性和意义、配合插管的方法、插管过程中可能带来的不适和注意事项，征得病人同意。

3. 护士准备　评估病人有无禁忌证或插管时需特别注意的问题，如是否有头面部骨折，胃、十二指肠手术史，胃肠功能异常、食管裂孔疝、凝血功能障碍、鼻出血、使用抗凝剂等情况。如果存在上述问题，应及时与经管医师联系。对于不能耐受插管刺激的病人可以考虑在插管前适当使用镇静剂或利多卡因表面麻醉剂。

【操作流程】

1. 胃管置入

(1) 协助神志清醒的病人取坐位或半卧位，背部垫枕使之处于舒适体位；昏迷或不能半卧位的病人将两枕垫于病人头部，使其下颌尽量贴近胸骨柄，使身体稍向前倾。

(2) 颏下铺治疗巾。

(3) 有义齿者摘去病人义齿；有气管切开的病人，需先吸净气管和口腔中的痰液和分泌物。

(4) 检查、清洁鼻腔。

(5) 洗手，准备3条固定胶布，将适量滑润剂倒在一张纱布上。

(6) 戴好无菌手套，测量拟插入胃管的长度。病人鼻尖至耳垂再至剑突，成人为50～60cm，并用记号笔做上标记。

(7) 插入胃管　用有滑润剂的纱布润滑胃管前段15～20cm；给病人喝一小口温开水含在口中，告知病人待听到护士吞咽指令时再下咽；一手轻抬病人下颌，另一手持胃管沿一侧鼻孔轻轻插入，至咽喉部时（10 ~ 15cm 处），让病人头稍前屈做明显的吞咽动作，伴随吞咽动作，以每次数厘米的速度轻快插入。病人有恶心反应时，嘱其深呼吸，安慰病人，并暂停插入片刻，待平稳后再继续插入至标记处。插入不畅时可将胃管拔出一小段，再向前推进。

（8）确认胃管是否插入胃内。用空针抽吸看是否有胃液抽出；或用空针向胃管内注入 10ml 空气，注空气的同时用听诊器在胃部听诊，有气过水声表明胃管在胃内。

（9）关闭胃管末端的开口或夹闭胃管，用纱布轻轻拭去病人鼻部油脂。先用一条胶布的一半在胃管上缠几周，另一半贴于鼻尖至鼻梁间；然后用一条短胶布贴住鼻梁上的胶布；再用第三条胶布将导管固定在左或右侧面颊部。

（10）整理胃管，将其固定在不妨碍病人活动的地方，收拾用物，记录。

2. 营养液的灌注

（1）备好营养液、温开水、注射器、治疗巾、治疗碗等端至病人床旁。

（2）向病人说明即将进行喂饲，取得同意和配合。

（3）调整病人体位至半卧位，洗手、打开导管开口。

（4）确认胃管是否在胃内。检查标记有无移位，用空针回抽确认有胃液抽出。

（5）评估食物消化和胃部情况。观察有无血性或咖啡色胃液及胃潴留（胃液大于100ml），无异常方可开始喂饲。

（6）营养液灌注。先缓慢注入30ml温开水，然后再开始灌注营养液。营养泵泵入法按照肠内营养泵使用术指导书操作；重力滴注法是挂好营养液瓶（袋），打开调节夹，将营养液排至导管口，并与鼻饲管连接，调节至适宜滴速。空针推注法是戴无菌手套，将营养液倒入碗或杯中，用空针抽吸后缓慢推入，并随时观察病人的反应。

（7）喂饲结束，用空针抽吸30ml温开水冲洗管腔，夹毕或关闭胃管开口。

（8）整理胃管，收拾用物。病人继续保持半卧位30～60分钟后再恢复平卧位，防止营养液反流。

（9）记录鼻饲量、内容、喂饲时间和反应。

3. 胃管拔除

（1）准备手套、弯盘、纱布、治疗巾、漱口杯和温开水端至病人床前。

（2）向病人说明即将为其拔管，取得同意和配合。

（3）调整病人体位至半卧位，铺好治疗巾，将弯盘置于病人颌下，揭去固定胶布。

（4）戴无菌手套。

（5）用纱布包裹鼻孔处的胃管，指导病人做深呼吸，待呼气时，轻快地一次性完成拔管动作，将拔出胃管置于弯盘内。

（6）清洁病人面部，擦去胶布痕迹，协助病人漱口，擤去鼻腔内分泌物，取舒适卧位，收拾整理床单位及用物。

（7）记录拔管时间和病人反应。

【注意事项】

（1）插管过程中如果发生呛咳、呼吸困难、发绀等情况，表示误入气管，应立刻拔出，休息片刻后重新插入。插管时动作要轻，以防损伤食管和胃黏膜，食管静脉曲张及梗阻者不宜插管。每日更换固定胶布，并挪动导管在鼻部的位置，以防导管压迫形成鼻部溃疡。

（2）如果经口插入胃管，插入长度需减去10cm，即为40~50cm；如果胃管需插入幽门，插入长度应为80cm。

（3）营养液应加温至37~40℃，避免病人不耐受。冷藏的管饲液，应在使用前半小时拿出回温，或输入时用液体加温器，并摇晃均匀再输入。

（4）营养科或自制的管饲营养液，在室温下放置时间不可超过2小时。未开罐的商业配方无须冷藏，已开罐但未使用完的营养剂，应注明开罐日期及时间，密封并放在冰箱中冷藏，在24小时内用完。

（5）输入营养液速度开始要慢。重力滴注法开始50～100ml/h，适应后可增加至200～300ml/h；空针推注法一般在15～20分钟推入喂养量，仅适用于胃肠功能良好、无昏迷的病人。

（6）开始时鼻饲量应少、清淡，逐渐增加至目标喂养量。每次灌注量包括水一般在200～300ml，每日4～6次，每次间隔3小时以上。

（7）喂养时营养容器必须清洁，注意无菌操作，避免营养液被污染。

（8）喂养过程中要经常巡视和观察病人反应，每日进行口腔护理，保持口腔清洁。

（9）拔管时应夹毕胃管开口或返折胃管，以免胃管内液体溢出，甚至滴入昏迷病人气管；观察拔出胃管表面的附着物；评估病人咽部不适的程度，必要时予以对症处理；如为更换胃管，应于夜间末次鼻饲后拔出胃管，次日清晨鼻饲前再从另一侧鼻孔置管。

二、肠内营养泵使用

【技术简介】

肠内营养泵是一种运用微电脑控制系统，调节和控制肠内营养液喂饲流量和速度的电子机械装置。能够精确控制肠内营养液的输注量和速度，避免营养液进入胃肠道的速度过快或过慢，提高病人对肠内营养的耐受性，减少呕吐、误吸、腹胀等不良反应，避免血糖水平的明显波动，有利于营养物质的吸收和利用。

【操作准备】

1. 物品准备 肠内营养泵、输液架、营养液、1000ml肠内营养袋、三通、温开水50～100ml、治疗巾、纱布、注射器。

2. 护士准备 阅读营养泵使用手册，熟悉营养泵的使用方法，检查仪器的各项功能是否正常，核查备齐物品，洗手。

3. 病人准备 体位舒适，如病情允许抬高病人床头30°～45°，检查饲管固定是否妥当，有无移位。

【操作流程】

1. 固定输液泵 用泵背后的固定夹将泵固定在输液架适当高度，旋紧旋钮。

2. 挂好营养袋和营养冲洗袋 核对营养医嘱，将营养液倒入营养袋。

3. 接通电源 按下控制面板右下角的电源开关。界面将显示是保持前次设置还是重新设置，并提示安装营养袋管装置。

4. 安装泵管 打开安装区域的蓝色门，抓住圆形垫圈使管子绕过黑色转轮，向上拉使垫圈卡在右侧的槽内，关门。泵管安装成功，界面会显示营养袋管已安装完毕，如未安装好屏幕会予以提示。

5. 设置营养喂饲参数 包括喂养管和冲洗袋管的预灌参数、喂养模式、喂养运行参数、营养袋冲洗参数。

（1）预灌喂养管设置

1）单独喂养管设置 界面出现3个选项：自动预灌、手动预灌和完成。通常选择“自动预灌”，预灌完成后，按“完成”选项即回到上一级菜单。

2）喂养管与冲洗袋管设置 菜单界面出现4个选项：自动预灌、手动预灌冲洗管、手动预灌喂养管和完成。如果选择“自动预灌”，则先预灌冲洗管，再预灌喂养管。自动预灌结束后会给出提示，但此时导管的前端并没有被预灌，需按下“手动预灌”选项至看到有营养液流出管头。预灌完成后按“完成”选项，返回泵管安装完成界面。

（2）选择喂养模式 在“更多”选项菜单内，选择连续或者间歇营养喂饲模式。

（3）设置喂养运行参数 依次设置以下4种运行参数：喂养速度（最大速度400ml/h）、喂养输送总量（最大喂养量为3000ml）、剂量次数及单次喂养量（可设置幅度为1～99次）、剂量间隔（可设置幅度为1～24小时）。

（4）设置营养袋冲洗参数 按调节冲洗选项，依次设置冲洗容量（每次最大冲洗容量为500ml）和冲洗间隔时间（可设置幅度为1～24小时）。如果安装的是喂饲与冲洗袋管，需依次先设置喂养参数，再设置冲洗参数。

6. 运行 各项参数设置完毕后按“运行”按

钮，进入运行界面。

7. 暂停设置 需要暂停时按“暂停”按钮。如果需要改变运行参数，需先按“暂停”按钮，然后重新设置运行参数。暂停超过10分钟会自动报警，提示关闭电子泵或继续回到暂停界面。可设置暂停后自动恢复运行的时间，该时间的范围在5～240分钟。

8. 报警设置 按下“报警”按钮即可调节报警音量。

9. 喂养完成 屏幕会提示喂养完成，按电源开关关闭电子泵。

10. 历史记录 营养泵可以储存过去72小时的运行情况。当输入相应的时间段，即可显示出该时间段营养液的输入量和速度等情况。

11. 保养 使用完毕用带有清洁剂的软布将外部擦拭干净备用即可。

【注意事项】

（1）注意把握好“三度” 即营养液配方的浓度营养液输注的速度和输注的温度。

（2）管饲前需确定导管位置是否正确，固定良好；管饲时抬高病人床头30°～45°。

（3）每次间歇输注后、经喂养管给予其他药物后、各种原因停输后，均须用25～30ml温开水冲洗导管；连续输注则4～6小时冲洗喂养管1次。

（4）每袋营养液的输注时间不得超过8小时；每日需更换输注管及营养液袋（瓶）。

（5）如果胃管前端置于胃内时，管饲初期应每 3 ~ 4 小时检查 1 次胃残留量，耐受后每日检查 1 次。

（6）经喂养管给药时需注意酸性药品不应与肠内营养制剂同时输注；固体药物应充分溶解后再经导管给予；药物给予前后均应用 30ml 温开水冲洗导管。

（7）观察输注过程中病人的反应，早期发现、早期处理。

（8）记录每日出入量、输入营养液的总量、浓度、输注方式及输注速度。

（9）经常评估病人的营养状况，定期检查全血细胞计数及血生化。

三、肠外营养液配制术

【技术简介】

肠外营养液配制术（PPN）是按照科学的方法和程序，在无菌层流药物配制室，遵医嘱将人体所需的氨基酸、脂肪、碳水化合物、维生素及矿物质在内的营养素按一定比例配制成混合营养液，以供静脉安全输入的技术。其目的是保证营养液不被微粒、微生物和其他杂质污染，避免和降低理化反应，为病人提供安全的静脉营养液。

【操作准备】

1. 环境准备　配制药液前，用含氯消毒剂清洁地面，开紫外线灯照射配制间30分钟，关闭紫外线灯后吹风20分钟；用75%乙醇擦拭洁净台，并开启层流洁净系统，方可进行无菌操作。

2. 药品准备 审核处方并核对药品，备齐所需药品。按处方顺序将所需药品放在摆药台上，检查药品有无破损、浑浊和过期，经2人核对（病人姓名、床号、住院号、科室、配制日期、用药品种、用量和医师签字）后，对所有药品用75%乙醇擦拭进行初步消毒后放入药品筐，由传递窗口送入配液室。

3. 物品准备 一次性3L袋、一次性注射器（1ml、10ml、20ml，根据需要准备）、治疗盘、纱布、砂轮、消毒用品。检查注射器、输液袋等包装有无破损和过期，不符合要求的一律不得使用。

4. 护士准备 进入配制间前必须严格洗手，更换专用的灭菌防静电工作服，佩戴口罩、换专用拖鞋，用75%乙醇擦拭手后带灭菌手套。

【操作流程】

（1）进入配制室前换鞋，用洗手液或肥皂液洗手，穿无尘防静电服。

（2）用75%乙醇擦拭双手，戴一次性无菌手套，进入层流液体配制间。

（3）从传递窗取出药品和物品放置于配液室治疗车上。

（4）配制药液前再次核对医嘱，检查药品的色泽、澄清度、密封性及有效期。

（5）对所有药品进行二次消毒后放入操作台。凡是具有胶塞的输液瓶、西林瓶等必须用2%碘酊消毒胶塞，再用75%乙醇脱碘。

（6）选择不同规格的空针抽吸不同药液，按顺序分别加入氨基酸、葡萄糖和脂肪乳液中，其顺序如下。

①将电解质、胰岛素加入葡萄糖中。

②将微量元素制剂加入氨基酸内。

③磷制剂加入另一瓶氨基酸或葡萄糖中。

④用脂溶性维生素溶解水溶性维生素粉剂后，加入脂肪乳剂中。

（7）再次确认3L袋消毒日期无过期、无破损漏气等，用剪刀剪开外包装，取出3L袋。

（8）将加入了营养液成分的氨基酸、葡萄糖液，分别经过滤输注管滤入至3L袋内；在滤入混合过程中，轻轻摇动，并用肉眼检查袋中有无沉淀和变色等现象；确认无误后，再将脂肪乳加入3L袋内。

（9）过滤完毕后，排净3L袋内的空气，轻轻摇动3L袋内的混合物，关闭过滤管道开关，拔除过滤管道，用无菌纱布封好接头，贴上标签（科别、病区、床号、姓名、液体总量、主要电解质、胰岛素、配制时间、配制人员、需特殊的说明等）。

（10）将配好的静脉营养液放入传递窗，由专人查对后立即送至病房使用，中途应注意保洁，不得造成污染。

（11）收拾用物，用消毒剂清洁洁净台，关闭净化台电源。

【注意事项】

（1）每次配制前和配制后均应按规定对配制室进行清洁消毒，并定时对配制室内进行无菌监测，确保无菌程度的可靠性。

（2）配制营养液期间应减少人员出入。

（3）需按照正确的配液顺序配制液体。

（4）对易发生配伍反应的药物勿用同一支注射器抽吸，防止发生配伍反应。

（5）钙剂和磷酸盐应分别加入不同的溶液内稀释，以免发生磷酸钙沉淀，在加入氨基酸和葡萄糖混合液后，检查无沉淀生成，方可再加入脂肪乳液体。

（6）不得加入没有经过试验验证的其他药物。

（7）加入液体体积总量应等于或大于1500ml，混合液中葡萄糖的最终浓度为5%～23%，有利于混合液的稳定。

（8）混合液应现用现配。配制好的静脉营养液应在4～25℃环境内24小时输完，因室温过高，易发生沉淀。若配制后暂时不用，应保存在4℃的冰箱内，最长不超过48小时，以免导致混合物中多种物质分解，使营养素的生物利用度下降。

（9）配制过程中如发现浑浊、沉淀、结晶、变色等异常现象时，应立即停止操作，待查明原因并解决后方可继续，或与医师联系修改处方后再进行配制。

四、疼痛评分

【技术简介】

疼痛是一种与组织损伤或潜在的损伤相关的不愉快的主观感觉和情感经历或体验。2002 年国际疼痛大会已将疼痛列为继体温、脉搏、呼吸、血压后第五大生命体征。科学的评估疼痛是规范化疼痛治疗的第一步，准确、及时地对疼痛进行评估可以给临床治疗提供必要的指导和帮助，是有效治疗疼痛的关键。

【操作准备】

（1）评估病人的病情、心理状态及合作程度、年龄，认知情况是否有损害及损害的程度，语言表达能力，是否有方言，文化程度，是否存有焦虑或抑郁。

（2）评估疼痛的情况　是急性疼痛还是慢性疼痛，疼痛的部位、范围和性质；是否已经使用药物止痛；使用的药物、剂量、时间。

（3）评估护士的可信度及态度。

（4）准备　按评分法要求准备相应的评分工具；护士熟知评分方法，根据情况选择适当的评分方法；病人准备知晓表述方法或使用量尺等工具的方法（面部表情评分法除外）。

【操作流程】

1. 确定方法 评估病人个体情况，确定评分方法。

（1）常用评分方法

1）语言评分法 按疼痛由轻到重的顺序，由病人自己描述疼痛的程度。

①四点口述分级评分法分为无痛、轻微疼痛、中度疼痛、剧烈疼痛。

②五点口述分级评分法分为轻度疼痛、中度疼痛、重度疼痛、非常严重的疼痛、无法忍受的疼痛。

③六点行为评分法多用于头痛的定量测定。该方法将疼痛分为无疼痛；有疼痛但常被忽视；有疼痛无法忽视且不干扰日常生活；有疼痛无法忽视并干扰注意力；有疼痛无法忽视且所有日常活动都受影响，但能完成基本生理需求，如进食和排便等；存在剧烈疼痛，无法忽视，所有日常活动都受影响，需休息和卧床休息。

2）数字评分法 是一个从 0 ~ 10 的点状标尺，0 代表无痛，10 代表剧痛，由病人从中选一个数字描述疼痛。

3）视觉模拟法 画一长线（一般长为 10cm），一端代表无痛，另一端代表剧痛，让病人在线上最能反映自己疼痛程度之处画一交叉线。由评估者根据病人画“×”的位置测算其疼痛程度。

4）面部表情评分法 由 6 种面部表情及 0 ~

10分构成，程度从无痛到剧痛。由病人选择图像或数字来反映最接近其疼痛的程度。此法适合任何年龄，没有特定的文化背景或性别要求，易于掌握，不需任何附加设备，急性疼痛、老人、小儿、表达能力丧失者特别适用。

5）面部表情疼痛量表　没有笑脸和眼泪，看上去不那么孩子气，是所有面部表情量表中最适合老年人疼痛评估的量表。尤其适用于文化程度较低或诵读困难的老年人。

（2）后疼痛评分法（Prince – Henry 评分法）　该方法主要用于胸腹部手术后疼痛的测量。从0分到4分共分为5级。

（3）智力障碍病人疼痛的评估

1）非言语性疼痛指标量表（CNPI）　由6个与疼痛相关的项目组成，包括发声（如叹息、哭泣、呻吟）、扮鬼脸（如皱眉、牙关及嘴唇紧闭）、抓住家具或其他设备或患处、按摩患处、烦躁不安（如不断地变换体位）、发声主诉（如主诉疼痛或在活动时要求停止）。评估应分别在病人休息和活动两种情况下进行，6项总和最低分为0分、最高分为6分，0分表示无疼痛，6分表示最痛。

2）严重痴呆病人疼痛评估表（PAINAD）　包括5个与疼痛相关的行为项目，每项评分0～2分，总分最高10分，0分为无痛，10分为最痛。

3）语言交流障碍老年人疼痛评估量表　包

括4个子目录共60个条目：面部表情（13个条目）、活动/躯体运动（20个条目）、社会性/个性/情绪（12个条目）、生理学指征/进食/睡眠/声音的改变（15个条目）；评估时只需根据观察结果对每个条目回答有（1分）或无（0分），总分值范围0～60分。

（4）早产儿及新生儿疼痛的评估

1）急性疼痛评分　用于新生儿疼痛评价。主要指标包括如下内容。

①面部表情：安静0分，抽泣或睁眼闭眼交替1分，轻度的紧张状态并可恢复安静2分，中度的紧张状态3分，强烈持续的紧张状态4分。

②肢体活动：安静或轻微活动0分，轻度的紧张状态并可恢复安静1分，中度的紧张状态2分，强烈持续的紧张状态3分。

③口头表达（未插管）：无反应0分，短暂呻吟1分，间断哭闹2分，长时间哭闹嚎叫3分。

④口头表达（插管）：无反应0分，焦虑不适1分，有间断哭喊姿势2分，有连续哭喊姿势3分。

2）RIPS（Riley疼痛评分）标准　由美国RILEY儿童医院制订，应用于无口头表达能力儿童，主要指标如下。

①面部表情：中性或微笑0分，皱眉或面部扭曲1分，咬牙2分，大哭3分。

②身体动作：安静放松0分，不安1分，中

度兴奋活动增多2分，躁动易激3分。

③睡眠状态：睡眠呼吸平稳0分，睡眠状态不稳1分，间断睡眠2分，无法睡眠易惊3分。

④口头表达：不哭0，轻哼1分，疼痛哭闹2分，尖叫3分。

⑤可安慰程度：无须安慰0分，容易安慰1分，不易安慰2分，无法安慰3分。

⑥对活动或抚摩的反应：正常0分，退缩1分，移动或抚摩时哭闹2分，移动或抚摩时大哭或尖叫3分。

3）MBPS（儿童疼痛行为评分）标准　用于常规操作所致儿童疼痛的评估，如计划免疫注射等。在操作进行前应评估1次作为基准，主要指标如下。

①面部表情：肯定的良好表情如微笑0分，中立表情1分，轻度不佳表情如扭曲鬼脸2分，明显不佳表情如皱眉闭眼等3分。

②哭闹情况：笑0分，呻吟1分，哭闹未超出基准情况2分，哭闹超出基准情况3分。

③行动情况：正常活动或放松安静0分，轻微紧张、蠕动、成弓状、握拳或肢体紧张1分，收缩肢体避免疼痛2分，头部、肢体躁动或僵硬3分。

4）CHEOPS（东安大略儿童医院疼痛评分）标准　用于评价1~5岁病儿术后疼痛，也可应用于青少年但准确性下降，主要指标如下。

①哭闹情况：不哭1分，呻吟或哭闹如常2分，尖叫3分。

②面部表情：微笑0分，镇静1分，痛苦扭曲2分。

③疼痛的口头表达：无痛苦0分，无表达或抱怨但非疼痛1分，有疼痛或其他语言表述2分。

④紧张程度：无反应1分，紧张颤抖2分。

⑤对于疼痛点的反应：无特殊1分，抚摩、按压或局部紧张2分。

⑥腿部活动：正常1分，蠕动、踢腿、收缩或紧张僵硬2分。

（5）儿童疼痛的评估

1）五指法　伸出手掌，大拇指代表剧痛，小拇指代表不痛，示指代表重度痛，中指代表中度痛，无名指代表轻度痛。临床儿童病人在疼痛状态下很难耐心听取护士的详细解释，而儿童的感性认识的启蒙教育从手指开始，他们对五指熟悉易于接受。

2）指距评分法　要求病儿移动其拇指、示指，通过测量两指间的距离来判断疼痛的严重程度。适用于病情危重，理解力困难，不愿或拒绝使用其他自我报告工具的病儿。

（6）评价疼痛最可靠的指标　病人的主诉是评价疼痛程度最可靠的指标，推荐临床使用NRS来评估疼痛程度。对于不能交流的病人，观察与疼痛相关的行为（运动、面部表情和姿势）和生理指标（心率、血压、呼吸频率），并且监测镇痛治疗后这些参数的变化也是评估疼痛的重要方法。

2. 确定评分周期。

3. 与病人沟通　解释评分目的，取得病人配合（面部表情评分法除外）。

4. 记录结果　正确评分，记录评分结果。

5. 方法与技巧　考虑控制疼痛的方法和技巧。

6. 监测　按评分周期计划动态监测循环评价，评价止痛效果，详细记录。

【注意事项】

1. 常用评分法注意事项

（1）注意病人必须能用语言表达并能听懂要求（面部表情除外）。

（2）根据病人情况和疼痛背景选择适当的评分方法，尽可能记录病人的自诉疼痛经历。

（3）VAS 不适于文化程度较低或认知损害者。NRS 不能用于没有数字概念的病儿。

（4）当病人重病或有认知、感知或运动改变而不能沟通其疼痛时，家庭成员可以在行为或情感改变征象的基础上用量表估计病人的疼痛强度。

（5）急性疼痛每 2 ~ 4 小时评分 1 次，慢性疼痛每 8 ~ 12 小时评分 1 次。

2. 智力障碍病人疼痛的评估注意事项

（1）临床上应就特定需要和病人具体情况选择使用。

（2）评估人需对病人有一定的了解，并有丰富的临床工作经验和判断能力，评估前熟悉量表的使用。

3. 早产儿及新生儿疼痛的评估注意事项

（1）疼痛分数由医护人员根据观察到的小儿情况与量化表中内容对照而得。

（2）所有项目得分总和即为病儿得分，所得值越高则疼痛程度愈严重。

4. 儿童疼痛的评估注意事项

（1）决定儿童使用哪种方法的因素除考虑年龄外，疾病治疗带来的限制如插管、镇静也是考虑的因素。

（2）所有的评估方法都要求观测者受过严格训练，不同观测者对同一观测指标的观测结果要有良好的一致性，以保证观测结果的可信。

5. 评估时注意事项 要相信病人主诉的疼痛，取得病人的信任；要详细地收集疼痛病史；关注病人心理状态。

五、肌力评分

【技术简介】

肌力是指肢体做某种主动运动时肌肉最大的收缩力，取决于活动肌群中运动单位参与的数量（运动单位的募集）、质量（神经冲动发出的频率）及各运动单位兴奋时间的一致性。全面的肌肉功能评定应考虑肌肉的形态学，包括肌肉的长度，体积和显微结构（肌纤维类型及横断面积）及肌肉的生理学（肌力、肌张力神经－肌肉的电生理）。当肌肉、骨骼或神经系统病损时，肌力的评定尤为重要。肌力评定旨在评估肌力大小、确定肌力障碍程度、制订康复治疗方案、评定康复疗效、判断预后。适于下运动神经元损伤、原发性肌病、骨关节疾病。局部炎症、关节腔积液、关节不稳、急性扭伤；局部严重疼痛；严重心脏病，明显高血压；运动后、疲劳时或饱餐后不宜实施。

【操作准备】

1. 病情评估　评估病史及病情、心理状态及合作程度；评估是否有禁忌证情况；评估病人用药情况，是否使用过镇静药物，使用的药物、剂量、时间；评估护士的可信度及态度。

2. 环境评估　选择温暖的房间；病床或诊查床固定良好；准备肌力评分量表。

3. 护士准备　熟练掌握肌力检查的方法和技巧，检查前详细了解被检查部位的肌肉、肌腱解剖位置；检查前应向病人用比较通俗的语言解释检查的目的和方法，如果病人仍不够明白，给予必要的示范，并做简单的预试活动，以取得病人配合。

4. 病人准备　采取正确的测试姿势，对3级以下不能抗重力者，测试时应将被测肢体置于除重体位；适当地去除一些可能影响评定结果的衣物。

【操作流程】

(1) 评定前，将病人评定所涉及的身体节段按要求置于稳定的位置。

(2) 评定者按要求用手将病人所需评定的躯干或肢体固定，使之处于能够单纯完成某一“动作”的最佳位置，并避免相应关节的随意活动，减少协同肌、拮抗肌等的干扰作用。

(3) 嘱病人依次做上下肢各关节屈伸运动，同时检查者给予适当阻力。

(4) 根据病人具体情况，分别采用重力检查、肌肉收缩检查、抗阻力检查和运动幅度检查方法予以相应的评定。

①采用重力检查（垂直方向上抗重力的全关节活动范围主动收缩）。

②若能完成，则进一步观察其抗阻力收缩情况和所完成的抗阻力收缩水平能否与正常的同名肌（或肌群）相等。

③若不能完成，则采用消除重力影响后（以借助吊带悬挂远端肢体或在平板上完成或改用水平方向的运动方式）完成全关节活动范围的主动收缩。

④若消除重力影响仍不能完成，则通过目测或触诊的方式感受不引起关节活动的收缩。

(5) 评定检查涉及的所有关节，记录评定结果。

（6）肌力检查的方法

1）徒手肌力检查的方法　检查者用自己的双手，凭借自己的技能和判断力，按照一定标准，通过观察肢体主动运动的范围以及感觉肌肉收缩的力量，来判断肌力是否正常及其等级的一种检查方法。此方法只能表明肌力的大小不能代表肌肉收缩的耐力。

2）器械肌力检查法　在肌力超过3级时，为了进一步做较细致的定量评定，须用专门器械做肌力测试。根据肌肉的不同的收缩方式有不同的测试方式，包括等长肌力检查、等张肌力检查及等速肌力检查。

①握力：用握力计测定，以握力指数评定。握力指数=握力（kg）/体重（kg）×100，高于50为正常。

②捏力：用拇指和其他手指的指腹捏压握力计或捏力计可测得质量力，其值约为握力的30%。

③背肌力：用拉力计测定，以拉力指数评定。拉力指数=拉力（kg）/体重（kg）×100，正常标准：男为150～200，女为100～150。此法易使腰痛病人的症状加重，应小心使用。

④四肢各组肌力测定：如腕、肘、肩、踝、膝的屈伸，肩外展的肌力可在标准姿势下，通过钢丝绳及滑轮装置牵拉固定的测力计测定。

3）轻微肌力减退检查方法　双手同时迅速

握紧检查于指。患侧握手较慢，力量稍轻。双手指尽力分开后手掌相对，观察两侧指间隙大小，患侧分开较小。两臂前伸，患臂逐渐下垂（Barre试验）。仰卧、伸直下肢时，可见患侧足外旋；或双腿屈曲，使膝、髋关节均呈直角，可见患侧小腿逐渐下垂（Magazini 试验）。

【注意事项】

1. 肌力检查时注意事项

（1）选定合适的测试时机，在运动后、疲劳时或饱餐后不宜做 MMT 评估。

（2）测试前向病人做好说明，使病人充分理解并积极配合，并做简单的预试活动。

（3）根据病人全身的功能状况、关节活动的质量、关节有无异常的病理形态以及病人的配合意识，按照检查的基本原则，确定肌力检查的方法，选择恰当的检查体位和姿势。对 3 级以下不能抗重力者，测试时应将被测肢体置于除重体位。

（4）测试时应做左右两侧对比，尤其在 4 级和 5 级肌力难以鉴别时，更应做健侧对比。

（5）测试动作应标准化，方向正确，近端肢体应固定于适当姿势，防止替代动作。充分固定肌肉附着的近端关节。

（6）对 4 级以上肌力的受检肌肉，在检查时所施加的阻力应为持续性，且施加力的方向要与肌肉用力的方向相反。

（7）中枢神经系统疾病所致的痉挛性瘫痪不

宜做 MMT 检查，否则结果不准确。

(8) 若受测肌肉伴有痉挛或挛缩时，应做标记，痉挛以 S（spasm）表示，挛缩以 C（contrac - ture）表示，严重者可标记 SS 或 CC。

(9) 减少肌力检查的干扰因素，需要排除因疼痛、关节强直、肌张力过高、衣服过厚或过紧所致的活动受限，还应防止其他肌肉的代偿出现的假现象。

(10) 避免引起病人的不良反应，如在肌力检查中长时间的等长收缩会引起病人的血压增高，心脏负荷增加，故对有心血管疾病的病人慎用。

2. 器械检查时注意事项

(1) 采用正确的测试姿势，等长测试时要特别注意使关节处于正确的角度。

(2) 测试动作应标准化、方向正确，近端肢体应固定于适当姿位，防止替代动作。

(3) 做适当的动员，使受试者积极合作，并处于适当的兴奋状态，可做简单的准备活动。

(4) 规定适当的测试时机，在锻炼后、疲劳时或饱餐后不可做肌力测试。

(5) 每次测试都要做左右对比，因正常肢体的肌力也有生理性改变。一般认为两侧差异大于 10% 有临床意义。

(6) 记录时可采用绝对肌力或相对肌力，后者即单位体重肌力。做横向比较时宜用相对肌力。

(7) 肌力测试特别是等长肌力测试时，持续的等长收缩可使血压明显升高。测试时如持续地闭气使劲，对心脏活动造成困难，有高血压或心脏疾病病人慎用，明显的心血管疾病病人忌用。

（8）注意肌力测试不适用于上位运动神经损害的运动功能评估，如脑卒中后偏瘫肢体的运动功能不宜采用肌力检查。

六、格拉斯哥昏迷评分

【技术简介】

格拉斯哥昏迷评分（Glasgow coma scale，GCS）是苏格兰神经外科医师 Fenneff 与 Teasdale 于 1974 年首先提出，是评定病人意识状态的一种客观量化指标，可对病人的病情变化、重症脑损伤程度、预后和疗效进行评价，特别在颅脑损伤时可作为意识标准的评价依据，并加以监测与记录。通过声音刺激，挤、拽皮肤和压迫眶上等疼痛刺激，以观察其客观反映。此量表包括三项内容即睁眼反应 1～4 分，语言反应 1～5 分，运动反应 1～6 分。并以检查时最佳反应为评定标准，意识清晰时总分为 15 分；最差分值为 3 分。因此对于急性脑损伤病人分值越低，说明病情越重；分值越高，说明病情越轻。是了解意识障碍病人的神经功能状态；判断有无器质性损害和其严重程度的重要依据。GCS 评价主要针对的是以觉醒度改变为主的意识障碍病人，包括嗜睡、昏睡、浅昏迷、中昏迷、深昏迷等。

【操作准备】

1. 评估　评估病人病史及病情、心理状态及合作程度；评估病人用药情况，是否使用过镇静药物，使用的药物、剂量、时间；评估护士的可信度及态度。

2. 环境准备　整洁、安全、安静。

3. 护士准备　备好GCS评分量表，熟知评分方法，根据情况选择适当的评分方法。

4. 病人准备　体位舒适，取仰卧位。

【操作流程】

1. 查阅病历，了解病人病史。

2. 携病历至病人床旁，核对病人。

3. 评价病人的睁眼反应、语言反应和运动反应，分别判断三项的得分。

（1）观察病人的睁眼反应，以考察脑干的觉醒机制是否活跃，判断睁眼反应的得分。

①发生意识障碍时病人眼睑完全闭合，病人的睁眼反应可以由于任何语言刺激产生，而不必一定命令病人睁眼。

②对痛觉的睁眼反应应采取周围性疼痛刺激，以刺痛肢体为准，避免因给予中心性疼痛刺激，如疼痛刺激面部反而造成病人闭眼。

③疼痛刺激要由轻到重，避免不必要的痛苦；可以重复刺激，但不可一次刺激持续时间太长。

④如无反应，可将病人的眼睑撑开，此举可

与睡眠状态的眼睑闭合区别，后者可迅速闭合，意识障碍时则闭眼减慢，其减慢程度与昏迷程度相关；同时可让病人向上或向下看，昏迷病人对此无反应，但闭锁综合征的病人会有适当反应，表明病人不是真正的昏迷。

⑤睁眼无意识是持续植物状态的特点。

（2）向病人提出简单易懂的问题2～3道，判断病人语言反应的得分。

①称呼病人的姓名，或呼“醒醒”，真正昏迷的病人对此无任何反应。

②如果病人意识损害程度较轻，可出现呻吟、睁眼甚至言语，病人能认识自身与环境，知道自己在哪里，并能说出年、月、季节，说明定向力很好。

③有几种原因，如言语困难、气管切开、语言不通等病人可能影响此项判断。

（3）吩咐病人肢体运动或对病人进行疼痛刺激观察病人运动反应。

①观察有无自主运动及对语言有无反应，为区别病人不自主地握拳动作，可指令病人松拳。

②无自主运动时，观察病人对疼痛刺激的反应，随着昏迷程度的加深，对疼痛的定位、回避、肢体的屈曲和过伸都可出现不同的异常反应。应采取中心性疼痛刺激，如压眶；避免因给予周围性疼痛刺激引出脊髓反射。如果病人已经能拉面罩或鼻饲管，就不必给予疼痛刺激了。

③如仍无反应，可把病人的手掌放在腹部并使肘关节微屈，观察有无去皮层状态，即上肢内收内旋、屈曲、下肢过伸内收内旋。去大脑强直，即四肢过伸、上肢内收内旋、腕指屈曲、下肢内收内旋、踝跖屈。前者说明损害在皮层或内囊，后者是中脑损害的特征。深昏迷病人对疼痛可无反应，四肢张力低下，下肢呈外旋位。

④上肢的反应比下肢可靠，如果一侧肢体偏瘫，以健侧肢体记录意识水平。

4. 总分数计算，判断病人的昏迷程度。GCS分值越低，病人病情越重，病死率越高；反之则病情越轻，预后较佳。临床判定病人病情及预后时可分为轻、中、重三型，轻型 GCS 为 13 ~ 15 分，中型 GCS 为 9 ~ 12 分，重型 GCS 为 3 ~ 8 分（重型又将 3 ~ 5 分定为特重型）。以颅脑损伤时，进行 GCS 评估为例，当 GCS 评分为 3 分时，则病人实际处于脑死亡状态；3 ~ 5 分为急重型颅脑损伤，生还的希望非常渺茫；6 ~ 8 分为重型颅脑损伤，病情危重，常常需要急诊手术并置于 ICU 监护治疗；9 ~ 12 分为中度颅脑损伤，病人可能需要急诊手术，但是一般无生命危险；13 ~ 15 分为轻度颅脑损伤。

5. 洗手、记录。

【注意事项】

（1）病人如果是气管切开或者失语，应作标注。

（2）特殊意识状态　包括去皮质综合征和无动性缄默征。

（3）疼痛刺激　一般选择压眶、捏肩部肌肉、捏耳垂。

（4）如果两次刺激后病人的反应不同，或者两侧肢体反应不同，按病人最好的反应评分。

（5）客观评价，完全遵从量表规定，不要受主观影响，刺激强度要足够，评估病人的反应时，必须以其最佳反应计分。

七、镇静评分

【技术简介】

定时评估镇静程度有利于调整镇静药物及其剂量以达到预期目标。理想的镇静评分系统应使各参数易于计算和记录，有助于镇静程度的准确判断并能指导治疗。目前临床常用的镇静评分系统有 Ratnsay 评分、Riker 镇静躁动评分（SAS），和肌肉活动评分法（MAAS）等主观性镇静评分以及脑电双频指数（BIS）等客观性镇静评估方法。危重病人镇静目的分为两类：①治疗性镇静，如控制癫痫或惊厥状态，解除破伤风肌强直，降低颅内压；②舒适性镇静，如缓解病人焦虑不安、激惹烦躁、疼痛不适情绪，提高机械通气病人的带机顺应性。适用于疼痛、机械通气、躁动综合征、谵妄、严重焦虑、刺激性操作、睡眠障碍等。

【操作准备】

(1) 评估有无镇静的指征　ICU 镇静治疗的指征主要包括以下 5 项：①疼痛；②焦虑；③躁动；④谵妄；⑤睡眠障碍。

(2) 评估病人年龄、心理状态及合作程度。

(3) 评估病人的病史及病情、呼吸及循环功能、生命体征、是否应用机械通气等。

(4) 评估病人用药情况，是否使用过镇静药物，使用的药物、剂量、时间。

(5) 评估护士的可信度及态度。

(6) 环境准备　整洁、安全、安静。

(7) 护士准备　备好评分量表并熟知评分方法，根据情况选择适当的评分方法。

(8) 病人准备　体位舒适。

【操作程序】

(1) 评估病人个体情况（见评估项）。

(2) 确定评分方法。

1) Ramsay 评分　是临床上使用最为广泛的镇静评分标准，分为六级，分别反映三个层次的清醒状态和三个层次的睡眠状态。理想镇静深度为 3～4 分。Ramsay 评分被认为是可靠的镇静评分标准，但缺乏特征性的指标来区分不同的镇静水平。

2) Riker 镇静、躁动评分（sedation - agitation scale，SAS）　根据病人七项不同的行为对其意识和躁动程度进行评分。

3）肌肉活动评分法（motor activity assessment scale，MAAS） 自 SAS 演化而来，通过七项指标来描述病人对刺激的行为反应，对危重症病人也有很好的可靠性和安全性。

4）脑电双频指数（bispectral index，BIS）

①可以对病人的镇静程度进行客观、实时的监测，避免给病人实施外部刺激。是将脑电图的功率和频率经双频分析得出的混合信息拟合成一个最佳数字，用 0～100 分度表示，0 代表完全无脑电活动状态（大脑皮质抑制），一般认为 BIS 值为 85～100 分为正常状态，65～85 分为镇静状态，40～65 分为麻醉状态，低于 40 分可能呈现暴发抑制。其能反映大脑皮质的功能状况，被认为是评估病人意识状态的敏感、准确的客观指标，临床多用于麻醉深度的监测、镇静程度的评估和意识恢复的判断。

②BIS 应用过程中要注意电极放置前，应先用乙醇清洁皮肤，干燥后按电极放置说明放置电极。注意检查边缘部位的电极，确保连接，电极放置好后应紧压 5 秒以确保连接良好。在监测过程中要注意病人的实际意识情况和 BIS 的关系。每 15 分钟至 1 小时记录 1 次。发现 BIS < 65 分，或 BIS > 85 分要注意镇静是否合适。由于 BIS 在镇静较深时波动较大，因此在观察 BIS 时要根据病人的实际意识情况和 BIS 监测情况指导镇静。

（3）正确评分。

（4）记录评分结果。

（5）合理使用镇静药。

（6）严密观察镇静效果并记录。

【注意事项】

（1）复发性躁动不安病人的镇静应用　首先检查静脉通路、呼吸道是否通畅，通气模式是否合适，排除病情变化及其他因素后，常用药物的剂量不能维持病人镇静时，才可考虑增加镇静药物的剂量。

（2）为避免药物蓄积和药效延长，可在镇静过程中实施每日唤醒计划，即每日定时中断镇静药物输注（宜在白天进行），以评估病人的精神与神经功能状态，该方案可减少用药量，减少机械通气时间和 ICU 停留时间。但病人清醒期须严密监测和护理，以防止病人自行拔除气管插管或其他装置。

（3）镇静治疗后要对药物依赖进行密切观察，有些病人撤药会出现戒断症状。主要表现为：中枢神经系统紊乱，易激惹、睡眠不佳、肌肉震颤、深反射亢进、肌阵挛、注意力不集中、经常打哈欠、流涕、精神狂乱、肌张力增加；胃肠道紊乱，恶心、呕吐、腹泻等；交感神经兴奋症状，心动过速、高血压、气急鼻塞、出汗和发热。研究发现，药物剂量和静脉给药时间是撤药反应发生的高危因素。从理论上来说，当剂量明显增加，超过预定的剂量时，可选用其他镇静药，能延迟耐药和药物依赖性的发生。

(4) ICU谵妄诊断的意识状态评估法主要包含：病人出现突然的意识状态改变或波动；注意力不集中；思维紊乱和意识清晰度下降。

八、压疮评分

【技术简介】

压疮评分是将压疮危险因素评估表应用于压疮的预防与监控，以最大限度地降低压疮的发生率，促进了出院前压疮的愈合。国内最常用的压疮危险因素评估表有Norton量表、Braden量表和Waterlow量表3种。美国的压疮预防指南推荐应用前两种量表。尤其是Braden量表认为其敏感性及特异性较为平衡，适用于老年及内外科病人，被认为是适用较广的量表，是较理想的压疮危险因素评估工具。应用压疮危险因素评估量表，可预测压疮风险，从而采取积极、有效的防范措施；实现化解压疮风险，与病人及其家属进行有效沟通，降低医疗纠纷；达到管理压疮风险，压疮的管理应不断更新理念、群策群力共同提高护理质量的目的。

【操作准备】

(1) 评估病人是否为高危人群，包括危重病人，特别是循环、呼吸不稳定的病人；瘫痪、昏迷、大小便失禁的病人；使用支架或石膏的病人；麻痹病人；营养不良、消瘦的病人；身体衰弱者；

疼痛的病人；老年病人；发热病人；肥胖者；使用镇静剂、激素的病人等。

（2）评估病人的病情及病史；评估有无陈旧性压疮；卧位有无被动体位。

（3）评估护士的可信度及态度。

（4）准备压疮危险因素评估表；护士熟悉评估表的内容并熟练使用。

（5）病人要知晓评估目的，能配合评估。

【操作流程】

1. 依据量表中所设项目逐项认真评估

（1）Norton 评分法　该评估量表是临床常用量表之一，其根据 5 个因素做评估，包括身体状况、精神状况、活动能力、灵活性及失禁情况。分数在 5 ~ 20 分，分数低表示危险因素增加，12 ~ 14 分提示中度危险；12 分以下提示高度危险。此量表主要适用于老年病人。

（2）Waterlow 压疮风险评估量表　评价内容较多，执行较繁琐，但敏感度较高，适用于重症病人。得分≥10 分提示有危险；≥15 分提示高度危险；≥20 分非常危险。

（3）Braden 评分法　Braden 评估量表有较好的信度和效度，是目前世界上应用最广泛的评估表，该表有 6 个指标，其中感知能力、活动能力、移动能力 3 个指标主要测量高强度和长期压力对压疮形成的危险程度；潮湿度、营养摄取能力、摩擦力和剪切力，主要评估组织对压力的耐受性。

评分总分范围为6~23分，分值越少，病人器官功能越差，发生压疮的危险性越大。6项累计总分≥18分认为无压疮发生危险，15~17分为轻度危险，12~14分为中度危险，9~12分提示高度危险，9分以下提示极度危险。

2. 压疮的局部评估

（1）简图描述法　用简图表示压疮的大小、位置及现状。

（2）文字描述

①位置：如右坐骨大粗隆。

②大小：应为三维，如5cm×4cm×1cm。

③潜行深度（无效腔）：如左上角或9~10点钟间，2cm深。

④伤口内部（伤口床）：底部中央，如黄腐肉0.3cm×0.3cm；底部周围，如四周约0.5cm环绕有黄腐肉。

⑤引流渗液：如中量，极浅黄粉红，伤口内填充敷料被沾湿50%，外侧覆盖敷料全干。

⑥伤口周围皮肤：如完整，但1cm内呈灰浅红色，无其他异状。

3. 记录　评估结果详细记录在护理记录单上。

4. 采取措施　针对评估结果采取积极的压疮预防干预措施。

5. 再评估　再次评估措施的实施效果。

【注意事项】

（1）护士应重视预防重于治疗的理念，控制压疮发生的关键是预防，而预防的关键在于预测。应用科学的评价指标，对发生压疮的因素做定性与定量综合分析，有助于压疮的防控。

（2）评估者在评估前应接受量表应用培训，使测量值更具准确性。

第十三章　临床药物应用指导流程

一、抗菌药物应用管理

【技术简介】

抗菌药物的应用涉及临床各科，合理应用抗菌药物是提高疗效、降低不良反应发生率以及减少或延缓细菌耐药发生的关键。

【应用原则】

1. 抗菌药物治疗性应用的基本原则

（1）诊断为细菌性感染者方有指征应用抗菌药物。

（2）尽早查明感染病原，根据病原种类及药物敏感试验结果选用抗菌药物。

（3）抗菌药物的经验治疗。

（4）按照药物的抗菌作用及其体内过程特点选择用药。

（5）综合病人病情、病原菌种类及抗菌药物特点制订抗菌治疗方案。

2. 抗菌药物预防性应用的基本原则

（1）非手术病人抗菌药物的预防性应用。

（2）围手术期抗菌药物的预防性应用。

（3）侵入性诊疗操作病人抗菌药物的预防应用。

3. 抗菌药物在特殊病理、生理状况病人中应用的基本原则

（1）肾功能减退病人抗菌药物的应用 许多抗菌药物在人体内主要经肾排出，某些抗菌药物具有肾毒性，肾功能减退的感染病人应用抗菌药物的原则为应尽量避免使用肾毒性抗菌药物，确有应用指征时，严密监测肾功能情况。根据感染的严重程度、病原菌种类及药敏试验结果等选用无肾毒性或肾毒性较低的抗菌药物。使用主要经肾排泄的药物，须根据病人肾功能减退程度以及抗菌药物在人体内清除途径调整给药剂量及方法。

（2）肝功能减退病人抗菌药物的应用 肝功能减退时，抗菌药物的选用及剂量调整需要考虑肝功能减退对该类药物体内过程的影响程度，以及肝功能减退时该类药物及其代谢物发生毒性反应的可能性。药物主要经肝脏或有相当量经肝脏清除或代谢，肝功能减退时清除减少，并可导致毒性反应的发生，肝功能减退病人应避免使用此类药物，如氯霉素、利福平、红霉素酯化物等。药物主要由肝脏清除，肝功能减退时清除明显减少，但并无明显毒性反应发生，肝病时仍可正常应用，但需谨慎，必要时减量给药，治疗过程中需严密监测肝功能。红霉素等大环内酯类（不包括酯化物）、克林霉素、林可霉素等属于此类。药物经肝、肾两途径清除，肝功能减退者药物清除减少，血药浓度升高，同时伴有肾功能减退的病人血药浓度升高尤为明显，但药物本身的毒性不大。严重肝病病人，尤其肝、肾功能同时减退的病人在使用此类药物时需减量应用。经肾、肝两途径排出的青霉素类、头孢菌素类等均属此种情况。药物主要由肾排泄，肝功能减退者不需调整剂量。氨基糖苷类、糖肽类抗菌药物等属此类。

（3）老年病人抗菌药物的应用　老年人肾功能呈生理性减退，按一般常用量接受主要经肾排出的抗菌药物时，由于药物自肾排出减少，可导致药物在体内蓄积，血药浓度增高，易发生药物不良反应。因此老年病人，尤其是高龄病人接受主要自肾排出的抗菌药物时，可按轻度肾功能减退减量给药。青霉素类、头孢菌素类和其他β－内酰胺类的大多数品种即属此类情况。

老年病人宜选用毒性低并具杀菌作用的抗菌药物，无用药禁忌者可首选青霉素类、头孢菌素类等β－内酰胺类抗菌药物。氨基糖苷类具有肾、耳毒性，应尽可能避免应用。万古霉素、去甲万古霉素、替考拉宁等药物应在有明确应用指征时慎用，必要时进行血药浓度监测，并据此调整剂量，使给药方案个体化，以达到用药安全、有效的目的。

（4）新生儿病人抗菌药物的应用

①新生儿期肝、肾均未发育成熟，肝代谢酶的产生不足或缺乏，肾清除功能较差，因此新生

儿感染时应避免应用毒性大的抗菌药物，包括主要经肾排泄的氨基糖苷类、万古霉素、去甲万古霉素等，以及主要经肝代谢的氯霉素等。确有应用指征时，需进行血药浓度监测，据此调整给药方案，个体化给药，以使治疗安全有效。

②新生儿期避免应用可能发生严重不良反应的抗菌药物。可影响新生儿生长发育的四环素类、喹诺酮类应避免应用，可导致脑性核黄疸及溶血性贫血的磺胺类药和呋喃类药应避免应用。

③新生儿期由于肾功能尚不完善，主要经肾排出的青霉素类、头孢菌素类等β－内酰胺类药物需减量应用，以防止药物在体内蓄积导致严重中枢神经系统毒性反应的发生。

④新生儿的组织器官日益成熟，抗菌药物在新生儿的药动学亦随日龄增长而变化，因此使用抗菌药物时应按日龄调整给药方案。

（5）小儿病人抗菌药物的应用

①氨基糖苷类：该类药物有明显耳、肾毒性，小儿病人应避免应用。临床有明确应用指征且又无其他毒性低的抗菌药物可供选用时，方可选用该类药物，并在治疗过程中严密观察不良反应。有条件者应进行血药浓度监测，根据结果个体化给药。

②糖肽类：该类药有一定肾、耳毒性，小儿病人仅在有明确指征时方可选用。在治疗过程中应严密观察不良反应，有条件者应进行血药浓度

监测，个体化给药。

③四环素类：可导致牙齿黄染及牙釉质发育不良，不可用于8岁以下小儿。

④喹诺酮类：由于对骨骼发育可能产生不良影响，该类药物避免用于18岁以下未成年人。

（6）妊娠期和哺乳期病人抗菌药物的应用

①妊娠期病人抗菌药物的应用：妊娠期抗菌药物的应用需考虑药物对母体和胎儿两方面的影响。对胎儿有致畸或明显毒性作用者，如利巴韦林，妊娠期禁用。对母体和胎儿均有毒性作用者，如氨基糖苷类、四环素类等，妊娠期避免应用；但在有明确应用指征，经权衡利弊，用药时病人的受益大于可能的风险时，也可在严密观察下慎用。氨基糖苷类等抗菌药物有条件时应进行血药浓度监测。

药物毒性低，对胎儿及母体均无明显影响，也无致畸作用者，妊娠期感染时可选用。如青霉素类、头孢菌素类等β-内酰胺类抗菌药物。

②哺乳期病人抗菌药物的应用：哺乳期病人接受抗菌药物后，某些药物可自乳汁分泌，通常母乳中药物含量不高，不超过哺乳期病人每日用药量的1%；少数药物乳汁中分泌量较高，如氟喹诺酮类、四环素类、大环内酯类、氯霉素、磺胺甲噁唑、甲氧苄啶、甲硝唑等。青霉素类、头孢菌素类等β-内酰胺类和氨基糖苷类等在乳汁中含量低。然而无论乳汁中药物浓度如何，均存

在对乳儿潜在的影响，并可能出现不良反应，如氨基糖苷类可导致乳儿听力减退，氯霉素可致乳儿骨髓抑制，磺胺甲噁唑等可致核黄疸和溶血性贫血，四环素类可致乳齿黄染，青霉素类可致过敏反应等。因此治疗哺乳期病人时应避免用氨基糖苷类、喹诺酮类、四环素类、氯霉素、磺胺药等。哺乳期病人应用任何抗菌药物时，均宜暂停哺乳。

【管理流程】

抗菌药物临床应用管理的宗旨，是根据《抗菌药物临床应用管理办法》的要求，通过科学化、规范化、常态化的管理，促进抗菌药物合理使用，减少和遏制细菌耐药，安全、有效、经济地治疗病人。

1. 建立医疗机构抗菌药物临床应用管理体系

（1）设立抗菌药物管理工作组　医疗机构应由医务、感染、药学、临床微生物、医院感染管理、信息、质量控制、护理等多学科专家组成抗菌药物管理工作组，多部门、多学科共同合作，各部门职责、分工明确，并明确管理工作的牵头单位。

（2）建设抗菌药物临床应用管理专业技术团队　医疗机构应建立包括感染性疾病、药学（尤其临床药学）、临床微生物、医院感染管理等相关专业人员组成的专业技术团队，为抗菌药物临床应用管理提供专业技术支持，对临床科室抗菌药物临床应用进行技术指导和咨询，为医务人员和下级医疗机构提供抗菌药物临床应用相关专业培训。

（3）制定抗菌药物供应目录和处方集　医疗机构应按照《抗菌药物临床应用管理办法》的要求，严格控制抗菌药物供应目录的品种、品规数量。抗菌药物购用品种遴选应以“优化结构、确保临床合理需要”为目标，保证抗菌药物类别多元化，在同类产品中择优选择抗菌活性强、药动学特性好、不良反应少、性价比优、循证医学证据多和权威指南推荐的品种。同时应建立对抗菌药物供应目录定期评估、调整制度，及时清退存在安全隐患、疗效不确定、耐药严重、性价比差和频发违规使用的抗菌药物品种或品规。临时采购抗菌药物供应目录之外品种应有充分理由，并按相关制度和程序备案。

（4）制订感染性疾病诊治指南　根据《抗菌药物临床应用指导原则》，各临床科室应结合本地区、本医疗机构病原构成及细菌耐药监测数据，制定或选用适合本机构感染性疾病诊治与抗菌药物应用指南，并定期更新，科学引导抗菌药物临床合理应用。

（5）抗菌药物临床应用监测　抗菌药物临床应用基本情况调查。医疗机构应每月对院、科两级抗菌药物临床应用情况开展调查。医疗机构应按国家卫健委抗菌药物临床应用监测技术方案，定期向全国抗菌药物临床应用监测网报送本机构相关抗菌药物临床应用数据信息。

（6）信息化管理　医疗机构应当充分利用信息化管理手段，通过信息技术实施抗菌药物临床应用管理。

2. 抗菌药物临床应用实行分级管理　抗菌药物临床应用的分级管理是抗菌药物管理的核心策略，有助于减少抗菌药物过度使用，降低抗菌药物选择性压力，延缓细菌耐药性上升趋势。医疗机构应当建立健全抗菌药物临床应用分级管理制度，按照“非限制使用级”“限制使用级”“特殊使用级”的分级原则，明确各级抗菌药物临床应用的指征，落实各级医师使用抗菌药物的处方权限。

根据安全性、疗效、细菌耐药性、价格等因素，将抗菌药物分为三级。

（1）非限制使用级　经长期临床应用证明安全、有效，对病原菌耐药性影响较小，价格相对较低的抗菌药物。应是已列入基本药物目录，《国家处方集》和《国家基本医疗保险、工伤保险和生育保险药品目录》收录的抗菌药物品种。

（2）限制使用级　经长期临床应用证明安全、有效，对病原菌耐药性影响较大，或者价格相对较高的抗菌药物。

（3）特殊使用级　具有明显或者严重不良反应，不宜随意使用；抗菌作用较强、抗菌谱广，经常或过度使用会使病原菌过快产生耐药的；疗效、安全性方面的临床资料较少，不优于现用药物的；新上市的，在适应证、疗效或安全性方面尚需进一步考证的、价格昂贵的抗菌药物。

（4）抗菌药物分级管理目录的制定　由于不同地区社会经济状况、疾病谱、细菌耐药性的差异，各省级卫生行政主管部门制定抗菌药物分级管理目录时，应结合本地区实际状况，在三级医院和二级医院的抗菌药物分级管理上应有所区别。各级、各类医疗机构应结合本机构的情况，根据省级卫生行政主管部门制定的抗菌药物分级管理目录，制定本机构抗菌药物供应目录，并向核发其医疗机构执业许可证的卫生行政主管部门备案。

3. 处方权限与临床应用

（1）根据《抗菌药物临床应用管理办法》规定，二级以上医院按年度对医师和药师进行抗菌药物临床应用知识和规范化管理的培训，按专业技术职称授予医师相应处方权和药师抗菌药物处方调剂资格。

（2）临床应用抗菌药物应遵循《抗菌药物临床应用指导原则》，根据感染部位、严重程度、致病菌种类以及细菌耐药情况、病人病理生理特点、药物价格等因素综合考虑，参照“各类细菌性感染的治疗原则及病原治疗”，对轻度与局部感染病人应首先选用非限制使用级抗菌药物进行治疗；严重感染、免疫功能低下者合并感染或病原菌只对限制使用级或特殊使用级抗菌药物敏感时，可选用限制使用级或特殊使用级抗菌药物治疗。

（3）特殊使用级抗菌药物的选用应从严控制。临床应用特殊使用级抗菌药物应当严格掌握用药指征，经抗菌药物管理工作机构指定的专业技术人员会诊同意后，按程序由具有相应处方权医师开具处方。

4. 病原微生物检测

（1）加强病原微生物检测工作，提高病原学诊断水平　医师应根据临床微生物标本检测结果合理选用抗菌药物，因此需要不断提高微生物标本尤其无菌部位标本的送检率和标本合格率，重视临床微生物（科）室规范化建设，提高病原学诊断的能力、效率和准确性。促进目标治疗、减少经验治疗，以达到更有针对性的治疗目的。

（2）细菌耐药监测　医疗机构、地区和全国性的细菌耐药监测有助于掌握临床重要病原菌对抗菌药物的敏感性，为抗感染经验治疗、耐药菌感染防控、新药开发以及抗菌药物的遴选提供依据。医疗机构的临床微生物（科）室应对本医疗机构常见病原微生物（重点为细菌）的耐药性进行动态监测，在机构内定期公布监测数据并检测数据，定期报送地区和全国细菌耐药监测网。

5. 注重综合措施，预防医院感染 医院感染是影响抗菌药物过度使用与细菌耐药性增长恶性循环的重要因素。抗菌药物管理工作组应与医院感染管理科密切合作，制定手术部位感染、导管相关血流感染、呼吸机相关肺炎、导尿管相关尿路感染等各类医院感染的预防制度，纠正过度依赖抗菌药物预防感染的理念和医疗行为。

二、静脉用药调配管理

【技术简介】

当今临床进行的输液治疗可谓用途广泛，既能起到治疗作用，又能提供完全的营养支持；输液途径既可通过外周静脉，也可通过中心静脉；导管材料、用品多种多样，各类导管、贴膜应有尽有。静脉用药调配中心（pharmacy intravenous admixture service，PIVAS，以下简称静配中心）是医疗机构静脉用药集中调配部门，是药学部门的重要组成部分。静配中心承担静脉用药医嘱审核干预、加药混合调配、用药咨询、参与静脉输液使用评估等药学服务，为临床提供优质可直接静脉输注的成品输液。

【操作流程】

1. 静脉用药集中调配中心工作流程 临床医师开具静脉输液治疗处方或用药医嘱→用药医嘱电子信息传递→静配中心审方药师医嘱审核→打

印医嘱标签→贴签排药→排药复核→混合调配→输液成品复核→输液成品包装→分病区放置于密闭箱中、专用送药车加锁→由工人送至病区→病区药疗护士开锁核对签收→给病人用药前护士再次与病历用药医嘱核对→病人静脉输注用药。

2. 静脉用药集中调配操作技术规程

（1）审核用药医嘱　按照《医疗机构处方审核规范》有关规定执行，审核静脉用药医嘱应当特别关注以下几点。

①评估静脉输液给药方法的必要性与合理性。

②与医师紧密协作，根据医疗机构“超说明书用药”管理规定，评估超说明书用药的必要性与适宜性。

③审核静脉用药医嘱的合理性、相容性和稳定性；选用溶媒品种与基础输液用量的适宜性。

（2）打印输液标签

①用药医嘱经审核合格后，方可打印生成输液标签。标签由电子信息系统自动编号，包括病人基本信息、用药信息及各岗位操作的药学专业人员信息。

②输液标签基本信息应与药师审核确认的用药医嘱信息相一致，有纸质或电子备份，并保存1年备查。

③对临床用药有特殊交待或注意事项的，应在输液标签上做提示性注解或标识，如须做过敏性试验药品、高警示药品，在输注时方可加入的

药品，对成品输液的滴速、避光、冷藏有特殊要求或需用药监护的药品等。

④对非整支/瓶用药医嘱，应在输液标签上注明实际抽取药量等，以供核对。

（3）摆药贴签核对

①未经审核而打印的输液标签，不得摆药贴签。

②实行双人摆药贴签核对制度，共同对摆药贴签负责。

③摆药贴签核对时，操作人员应仔细阅读、核查输液标签是否准确、完整，如有错误或不全，应告知审核药师校对纠正。

④摆药贴签核对时，操作人员应核查药品名称、规格、剂量等是否与标签内容一致，同时应检查药品质量，包括包装有无破损及在药品是否有效期内等，并签名或者盖章。

⑤摆药贴签核对结束后，应立即清场、清洁。

⑥按药品性质或病区进行分类，传递至相对应的调配操作间。

⑦摆药贴签核对注意事项：标签不得覆盖基础输液药品名称、规格、批号和有效期等信息，以便核对；按先进先用、近期先用的原则摆发药品；高警示药品应设固定区域放置并有明显警示标识；冷藏药品应放置于冷藏柜；从传递窗（门）送入洁净区的药品和物品表面应保持清洁；按规定做好破损药品的登记、报损工作。

3. 加药混合调配

（1）调配操作前准备

①在调配操作前30分钟，按操作规程启动调配操作间净化系统及水平层流洁净台/生物安全柜，并确认其处于正常工作状态。

②个人防护用品。洁净区专用鞋、洁净隔离服、一次性口罩与帽子、无粉灭菌乳胶（丁基）手套等。

③药品、物品物料准备。按照操作规程洗手更衣，进入调配操作间，将摆放药品的推车放在水平层流洁净台/生物安全柜附近指定位置，并准备调配使用的一次性物品物料：注射器、75%乙醇、碘伏、无纺布、利器盒、医疗废弃袋和生活垃圾袋、砂轮、笔等。

④水平层流洁净台/生物安全柜消毒。用蘸有75%乙醇的无纺布，从上到下、从内到外擦拭各个部位。

（2）混合调配操作流程

①调配操作前校对：操作人员应按输液标签，核对药品名称、规格、数量、有效期和药品外观完好性等，无误后进行加药混合调配。

②选用适宜的一次性注射器，检查并拆除外包装，旋转针头连接注射器并固定，确保针尖斜面与注射器刻度处于不同侧面。

③将药品放置于洁净工作台操作区域，用75%乙醇或碘伏消毒基础输液袋/瓶加药处、药品

安瓿瓶颈或西林瓶胶塞等。

④调配注射液，应在洁净工作台侧壁打开安瓿，避免朝向人或高效过滤器方向，以防药液喷溅到人或高效过滤器上，用注射器抽取所需药液量，注入基础输液袋/瓶内轻轻摇匀；调配粉针剂，用注射器抽取适量溶媒注入西林瓶内，轻轻摇动或置于振荡器上助溶，待完全溶解后，抽出所需药液量，注入基础输液袋/瓶内轻轻摇匀。

（3）调配操作结束后

①应再次按输液标签核对药品名称、规格、有效期，以及注意事项的提示性注解或标识等，还应核对抽取药液的用量，已调配好的成品输液是否有絮状物、微粒等，无误后在输液标签上签名或盖章。

②将调配好的成品输液以及空安瓿或西林瓶传送至成品输液核对区，进入成品输液核对包装程序。危害药品成品输液应在调配操作间内完成核对程序。

③每日调配结束后，应立即全面清场，物品归回原位，清除废弃物，按清洁、消毒操作规程进行全面的清洁、消毒，并做好记录与交接班工作。

④按照更衣操作流程出调配操作间。

4. 注意事项

（1）每洁净工作台配备两人为一组进行加药混合调配，便于双人核对；不得进行交叉调配操作，即在同一操作台面上，同时进行两组或两组以上药品混合调配操作。

（2）严格执行无菌操作规程，按照规范要求洗手，无菌手套不能代替洗手过程。

（3）混合调配操作时，非整支/瓶用量，应在输液标签上有明确标注与实际用量，以便校对。

（4）肠外营养液、危害药品、高警示药品和某些特殊药品混合调配非整支/瓶用药量计算时，应当实行现场双人核对与签名。

（5）操作台中物品摆放应规范、合理，避免跨越无菌区域。

①水平层流洁净台大件物品放置相距不小于15cm，小件物品相距不少于5cm，距离台面边缘不少于15cm，物品摆放不得阻挡洁净层流，距离层流洁净台后壁不少于8cm；

②生物安全柜内所有操作，应在离工作台外沿20cm，内沿8～10cm并离台面10～15cm区域内进行，药品或物品不得阻挡生物安全柜散流孔，操作前将防护玻璃下拉至指定位置。

（6）调配操作以及清洁、消毒过程，应防止任何药液溅入高效过滤器，以免损坏器件或引起微生物滋生。

（7）每完成一组（批）混合调配操作后，应立即清场，用蘸有75%乙醇的无纺布擦拭台面，不得留有与下一批调配无关的药品、余液、用过的注射器和其他物品。

（8）混合调配抽吸药液时，抽液量不得超过注射器容量的四分之三，防止针筒脱栓。

（9）混合调配操作时使用的物品、药品有污染或疑似污染时，应当立即更换。

（10）多种药物混合调配操作过程中，应当根据临床需求和各药物的理化性质，评估确定多种药物混合配伍的安全性，并决定调配流程与加药顺序。如果输液出现异常或对药品配伍、操作程序有疑点时，应停止调配，报告当班药师，确认无误后方可重新调配并记录。

5. 成品输液核对与包装

（1）成品输液核对

①检查成品输液袋/瓶外观是否整洁，轻轻挤压，观察输液袋有无渗漏破损，尤其是加药及接缝处。

②检查成品输液外观有无变色、浑浊、沉淀、结晶或其他可见异物等；肠外营养液还应检查有无油滴析出、分层等。

③按输液标签内容，逐项核对药品与标签是否一致，再次检查药品配伍的合理性以及用药剂量的适宜性。

④检查抽取药液量准确性和西林瓶与安瓿药液残留量，核对非整支/瓶药品的用量与标签是否相符。

⑤检查输液标签完整性，信息是否完整、正确，各岗位操作人员签名是否齐全、规范，确认无误后，核对者签名或盖章。

⑥检查核对完成后，废弃物按规定分类进行处理。

（2）成品输液包装

①将合格的成品输液按病区、批次、药品类别进行分类包装。遮光药品应进行遮光处理，外包装上应当有醒目标识；危害药品不得与其他成品输液混合包装；肠外营养液应单独包装。

②核对各病区、批次和成品输液数量，确认无误后，将包装好的成品输液按病区放置于转运箱内，上锁或加封条，填写成品输液发送信息并签名。

6. 成品输液发放运送

（1）发放成品输液药学人员应与运送工勤人员交接运送任务，按规定时间准时送至各病区。

（2）成品输液送至各病区后，运送工勤人员与药疗护士当面交接成品输液，共同清点数目，双方签名、并记录。

（3）运送工勤人员返回后，将运送过程中发生的问题应及时向发药人员反馈信息并记录。

（4）运送工作结束后，清点转运工具，清洁、消毒成品输液转运箱、转运车。

（5）危害药品成品输液运送过程中须配备溢出处理包。

附：危害药品调配技术操作规范

一、基本要求

1. 基本操作应按照“加药混合调配”有关规

定执行。

2. 危害药品混合调配应与抗生素隔开，设置独立单元的调配操作间。

3. 危害药品混合调配应选用Ⅱ级 A2 型生物安全柜。

4. 从事危害药品混合调配的工作人员，还应接受危害药品特点、负压调配技术与调配实践技能培训。

5. 从事危害药品混合调配的工作人员，根据各医疗机构具体情况进行岗位轮换，怀孕和哺乳期应暂停危害药品混合调配岗位工作。

二、混合调配操作指导书

（一）调配操作前准备工作

1. 按《静脉用药集中调配技术操作规范》规定，启动调配操作间和层流工作台净化系统，并确认其处于正常工作状态。

2. 个人防护用品：除按《静脉用药集中调配技术操作规范》规定物品外，应配备溢出包，用于危害药品溢出处理。

3. 更衣操作注意事项

（1）按照操作规程洗手更衣，戴 N95 型口罩、一次性帽子和鞋套、穿连体洁净服，防止皮肤与头发暴露，可在洁净服外再穿一次性防护衣。

（2）戴双层无粉无菌乳胶手套或者丁基乳胶手套，内层手套应戴在防护衣袖口内，外层手套应戴在防护衣袖口外，确保手套和防护衣之间没有手腕皮肤暴露。

（3）连续工作时每30分钟应更换手套。操作过程中，出现手套破损或一次性防护衣被污染时，应立即更换。

（4）用过的一次性防护衣、鞋套、口罩、帽子、手套等物品，应当按照医疗废物管理规定，在调配操作间内放入黄色医疗废物包装袋，带出处理。包装袋达到3/4时，应当使用有效的封口方式扎紧。

（二）混合调配操作

按照《静脉用药集中调配技术操作规范》及以下规定操作。

1. 为防止危害药品污染台面，应在生物安全柜台面中央铺一块医用吸附垫。

2. 调配操作前，应按输液标签核对药品名称、规格、数量、有效期和药品包装完好性，无误后方可进行加药混合调配。

3. 按照用药医嘱，对非整支/瓶用量，操作人员应按实际用量抽取，并核对加药量的准确性。

4. 危害药品加药调配、计算结果与实际抽取药液量，应有双人核对确认并签名。

5. 混合调配操作，应严格执行负压无菌技术。

6. 用注射器抽取危害药品药液时，抽取药液量不宜超过注射器容量的四分之三，且药液中不得出现气泡，以免影响吸取药液量的准确性。

7. 调配完成后，将注射器与针头分离，废针头放入利器盒中。其他废物按照《医疗废物管理条例》有关规定处置。

（三）调配操作结束后

1. 每组混合调配操作完成后，再次按照输液标签，核对药品名称、规格、用量、计算抽取药液量、使用注意等，准确无误后，操作人员和核对人员双签名或盖章，并再次清洁输液袋/瓶外表面和加药口，用专用密封袋单独包装密封，并注明“危害药品”标识后传出调配操作间。

2. 清场、清洁、消毒同《静脉用药集中调配技术操作规范》要求。

三、注意事项

（一）药品接收

1. 运送危害药品包装及小包装应使用专用周转容器，并有“危害药品”标识。

2. 如有破损，按危害药品溢出应急预案处置。应妥善包装，再放置于专用周转容器中退还库房，做好记录。

（二）药品储存

1. 对于危害药品，静配中心应按 B 类高警示药品的管理要求进行管理和储存，并有统一的高警示药品标识。

2. 应在专区或专柜单独安全储存，应每日清点，发现账物不符，立即查找原因、汇报结果，并做好记录。

（三）审核用药医嘱

1. 应依照《静脉用药集中调配技术操作规范》“审核用药医嘱”有关规定执行。

2. 审核用药医嘱应特别关注以下几点。

（1）审核选用药品与病人临床诊断是否相符，有无禁忌证。

（2）应根据病人体表面积或肝肾功能计算药物剂量是否适宜。

（3）对需要进行抗过敏预处理或水化、碱化治疗的，核查是否有相关预处理的用药医嘱。

（四）核对输液标签

1. 药师应综合考虑药物稳定性、滴速、相互作用、用药顺序等因素，合理安排用药医嘱调配批次。

2. 输液标签，应有“危害药品”标识以及在临床使用时需要特别提示的注意事项。

（五）补充药品与核对

1. 摆药区补充危害药品时，操作人员应戴一次性手套，拆除外包装。脱包后，西林瓶或安瓿表面应用蘸有75%乙醇的无纺布擦拭，以除去危害药品残留物。核对人员校对后，按有效期近期先用的原则上架。

2. 用过的无纺布和手套等，应按医疗废物处理规定处置。

（六）成品输液发放与运送

1. 将包装好的成品输液，分病区、整齐放置于有“高危药品”标识的专用周转容器内，按照“成品输液发送操作规程”运送、与病区药疗护士交接。

2. 易产生泡沫的危害药品成品输液，应放置于单独容器内或单独运送。

3. 运送过程中需配备危害药品溢出处理包。

三、药品效期管理

【技术简介】

药品效期管理是为保障临床用药安全有效，防止药品过期失效，造成损失而进行的管理。药品有效期是指药品在一定贮存条件下，能够保持质量的期限。近效期药品是距有效期不大于6个月的药品。

【管理流程】

1. 入库验收时查看有效期，无有效期的药品不得领入，超过有效期的药品不得领入，超过有效期的药品禁止调剂、发放。

2. 在库储存药品应按品种、剂型、规格、批号分别码放，同品种不同批号的药品，应按有效期远近依次码放。

3. 每月定期对所有药品效期进行查看，对近效期药品统计汇总上报。将所有近效期药品处张贴明显“近效期标识”。

4. 药品调配时遇到近效期药品，调剂人员需对发药药师说明。

5. 药品发放时应向病人或临床科室说明药品的效期情况，叮嘱其及时服用，不要超效期保存。遇所发放药品距有效期短于处方上标示的用药时间时，应拒绝调配，请医生修改处方。

6. 在库储存的药品超过有效期的，按药品报损、销毁程序处理。

【注意事项】

1. “近效期”标识牌应显眼，应不易碰掉，保证时时刻刻起到提醒作用。

2. 发药药师尽量养成发药时留意效期的好习惯。

3. 对一些效期较短的药品，如口服液、软膏等应更加注意。

四、麻醉药品管理

【技术简介】

麻醉药品、精神药品是指药监药化监〔2013〕230 号通知《麻醉药品和精神药品品种目录》所列载的药品，其中精神药品依据对人体的依赖性和危害性，分为第一类和第二类精神药品。麻醉药品管理制度对医院药房尤为重要。

【管理流程】

1. 五专管理

（1）专人保管　配备专职药师负责麻醉药品的管理，责任到人。

（2）专柜加锁　麻醉药品必须在专用的保险

柜中贮存，并实行双人双锁管理。

（3）专用处方　麻醉药品要用专用处方进行书写，严格权限发放。淡红色，处方右上角分别标注“麻”“精一”。麻醉药品处方应按年月日逐日编制顺序号、按日装订成册并加封面、按月装箱集中保存。保存期限为3年。处方保存期满后，由药剂科报请医院主要负责人批准、登记备案，方可销毁。

（4）专用账册　麻醉药品要使用专用的逐日消耗账册，做到日清月结，账物相符率达到100%。

（5）专册登记　麻醉药品发放时，要用专册登记，不得随意涂改。专册保存期限为3年。

2. 相关权限

（1）处方权限　具有主治医师以上职称、经培训后考核合格并经医务部批准获得麻醉药品处方权的医师，才能开具麻醉药品处方。

（2）调剂权限　药师经考核合格后取得麻醉药品和第一类精神药品调剂资格。

3. 处方限量　为门（急）诊病人开具的麻醉药品注射剂，每张处方为一次常用量；控缓释制剂，每张处方不得超过7日常用量；其他剂型，每张处方不得超过3日常用量；第一类精神药品注射剂，每张处方为一次常用量；控缓释制剂，每张处方不得超过7日常用量；其他剂型，每张处方不得超过3日常用量；哌醋甲酯用于治疗儿童多动症时，每张处方不得超过15日常用量。第二类精神药品一般每张处方不得超过7日常用量；对于慢性病或某些特殊情况的病人，处方用量可以适当延长，医师应当注明理由。

为门（急）诊癌症疼痛病人和中、重度慢性疼痛病人开具的麻醉药品、第一类精神药品注射剂，每张处方不得超过3日常用量；控缓释制剂，每张处方不得超过15日常用量；其他剂型，每张处方不得超过7日常用量，为住院病人开具的麻醉药品和第一类精神药品处方应当逐日开具，每张处方为1日常用量。

对于需要特别加强管制的麻醉药品，盐酸二氢埃托啡处方为一次常用量；盐酸哌替啶处方为一次常用量。

【应用流程】

1. 建档　门（急）诊癌症疼痛病人和中、重度慢性疼痛病人需长期使用麻醉药品和第一类精神药品的，应建立档案，档案内容如下。

（1）首诊医师应当亲自诊查病人，建立相应的当日病历。

（2）病人签署的《知情同意书》。

（3）二级以上医院开具的诊断证明。

（4）病人户口、身份证或者其他相关有效身份证明文件。

（5）为病人代办人员身份证明文件。

将以上资料放入独立档案袋中建档，档案为病人长期使用药品的凭证。该档案存在在医疗机构内，病人每次复诊开药前先取档案，取药后将档案交回医疗机构保存。病人因各种原因不在使用麻醉药品后医疗机构应及时将档案封档。

2. 调配发放药品

（1）审方　首先应核查处方是否为专用处方，处方各项内容是否完整，处方医生是否有麻醉药品、精神药品处方权，处方权医师签名是否与备案的签名一致，处方用量是否符合要求，处方是否有涂改，涂改处是否已签名等。对于不规范处方，经医师修改合格后调配。

（2）调配处方　双人去保险柜取药，取药时应保证先进先出的原则，保证双人核对，并认真核对药品名称、规格、数量、有效期。

（3）发放药品　发药人员严格核对病人姓名、身份证号、药品名称、规格、数量、有效期，认真交待用药方法及注意事项，交待病人下次配药时把废膜和空安瓿带回。发药人员在处方上签名、在处方背面登记发放药品批号，病人在处方背面签名。

（4）登记　按规定做好麻醉药品、第一类精神药品处方登记、麻醉药品、第一类精神药品专用账册和空安瓿、发贴销毁记录等登记。

3. 临床科室麻醉药品、精神药品的使用

（1）必须备麻醉药品和第一类精神药品的病区或科室，应在科主任或护士长统领导下指定专人负责麻醉药品和第一类精神药品的管理，设立

“麻醉药品、第一类精神药品交接班记录本”，交班时账物点清并双签名，确保账物相符。

(2) 各病区、手术室等存放麻醉、第一类精神药品均应配备必要的防盗设施，专柜加锁储存，不得与其他药品混放，钥匙由专人保管。

(3) 麻醉药品和第一类精神药品的备用手续：因诊疗需要要求准备麻醉药品和第一类精神药品注射剂的病区或科室，填写备用审批表，由所在科室负责人签字，医务部审批同意后到门诊药房或者住院药房办理相关手续，并登记在册。

(4) 麻醉药品第一类精神药品的日常领用：有备用针剂的科室凭电脑医嘱单、专用处方或空安瓿领取；无备用药品的科室凭电脑医嘱单和专用处方领药，用后立即销毁空安瓿和贴膜。

(5) 麻醉药品和第一类精神药品残余液、空安瓿、废贴的处理对于使用过程中留下的残余液，必须有2人在场的情况下立即销毁；使用后的空安瓶和废贴交回药房统一销毁处理，详细填写“麻醉药品、第一类精神药品临床使用、空安瓿回收、残余液销毁登记记录”。

4. 特殊情况的处置 病人拒绝使用已经剖开的麻醉药品和第一类精神药品针剂，除按残余液处理外，还应在处方及“麻醉药品、第类精神药品临床使用、空安瓿回收、残余液销毁登记记录”上写明“病人拒绝使用”。住院病人拒绝使用未剖开的麻醉药品和第一类精神药品针剂或医生开错，应在当日内退还住院药房。

（1）各临床使用科室备用数量过多，需要退库，相应科室填写“麻醉药品、第一类精神药品退回记录表”到门诊或者住院药房办理相应的手续。

（2）备用药品的效期管理，应该遵循先进先出、近效期先出的原则、由专人每月进行检查，长期不用应及时退回药房或进行调换，严防过期。

（3）相关记录保存三年。

【注意事项】

（1）控缓释制剂不可以破坏药品结构。

（2）贴剂需要贴在指定位置，不可以贴到皮肤破损处。

五、冷藏药品管理

【技术简介】

冷藏药品是指对药品贮藏、运输有冷藏、冷冻等温度要求的药品，也称冷链药品。

冷处指温度符合 2 ~ 10℃ 的贮藏运输条件。

冷冻指温度符合 －10 ~ －25℃ 的贮藏运输条件。

温度对药品质量有很大的影响，过高或过低都能使药品变质失效而造成损失。尤其是生物制品、血液制品、胰岛素类、疫苗及大部分靶向制剂和单克隆抗体只能储存在合适的规定温度范围内，以尽可能把温度对药品质量的影响减到最小。

温度过低，会出现药品被冻结而产生药品冻融（冻融是指由于温度降到零度以下和升至零度以上而产生冻结和融化的一种物理作用和现象）过程，导致部分药品性状发生变化，进而有可能使药品变性或者失效。

常见需要冷处保存的药品说明书要求温度一般为2~8℃、0~5℃、2~10℃等。

常见需要冷冻保存的药品说明书要求温度一般为-10℃以下、-10~-20℃。

【管理流程】

1. 冷藏药品接收　送达药房的冷藏药品要求即刻放入相应冰箱内。

2. 冷藏药品保存　贮存的冷藏药品要摆放整齐，冷藏药品与箱壁，冷藏药品与冷藏药品间应有1~2cm的空隙，冷藏药品要按品名和失效期分类摆放。

3. 冷藏药品发放　窗口发放冷藏药品时需向病人交代具体存放温度及存放方法。

4. 冰箱温度监控　手动登记冰箱温度，每天上班后和下班前各测量1次冷藏药品温度，并如实记录监测结果；做好停电、停机、故障维修记录，管理员因故外出不能进行日常监测时要做好交接班。温度自动检测系统，至少0.5小时自动检测一次，每天查看温控系统是否正常。

5. 冰箱清洁养护　冷链设备要经常进行保养，经常保持电冰箱的清洁，做到无灰尘、无污迹，电冰箱蒸发器结霜温度超过4小时要及时化霜和除霜，长期停止使用时，应将箱内外擦净，每周开机2小时。冷藏箱和冷藏背包使用过擦净水迹，保持箱内干燥和清洁。

【注意事项】

1. 取药时轻开轻关冰箱门，确保冰箱门关好。

2. 冷链设备出现异常或故障应及时报告，由专业人员进行检查和修理，非专业技术人员不得随便拆卸。

3. 冷链设备必须做到专物专用，不得挪作它用。

4. 冷藏药品要进入冷链系统保存，并由专人负责保管。

5. 一些说明书中规定0~5℃保存的药品应放入温控较好、温度波动较小的冰箱内存放。

6. 常用的需要冷处保存的药品有以下几类：胰岛素类、活菌类、干扰素类、生长激素类、生长抑素类、蛋白类、促红素类、生长因子类、凝血酶类、刺激因子类、生物靶向药物等。常见的需要冷冻保存的药品有注射用牛肺表面活性剂、地诺前列酮栓等。

参考文献

[1] 周晓丹．现代临床护理与护理管理．北京：科学技术文献出版社，2021.
[2] 宋春丽．小儿临床护理学与标准化护理管理．西安：陕西科学技术出版社，2020.
[3] 肖书萍，陈冬萍，熊斌．介入治疗与护理．3版．北京：中国协和医科大学出版社，2020.
[4] 郑彩娥，李秀云．心肺康复护理技术规程．北京：人民卫生出版社，2020.
[5] 刘丽娜．临床护理管理与操作．长春：吉林科学技术出版社，2019.
[6] 张纯英．现代临床护理及护理管理．长春：吉林科学技术出版社，2019.
[7] 王立红．实用手术室护理手册．北京：化学工业出版社，2019.
[8] 李菲菲．医院护理质量管理常规．长春：吉林科学技术出版社，2019.
[9] 金静芬，刘颖青．急诊专科护理．北京：人民卫生出版社，2018.
[10] 孔芝．现代护理管理与操作规范．北京：科学技术文献出版社，2018.
[11] 刘培兰，陈忠英，吴端兰．现代护理基础与实践．北京：世界图书出版公司，2018.

[12] 吴永佩，蔡映云. 临床药物治疗学：营养支持治疗. 北京：人民卫生出版社，2017.
[13] 王建荣，皮红英，张稚君. 基本护理技术操作规程与图解. 北京：科学出版社，2016.
[14] 皮红英，王玉玲. 专科护理技术操作规范与评分标准. 北京：人民军医出版社，2014.